INCONTINENCE D'URINE

ET

SON TRAITEMENT RATIONNEL

Par la Méthode des Injections

PAR M. DEVERGIE, AINÉ,

Chevalier de la Légion d'honneur,
docteur des Facultés de Paris et de Gœttingue, ancien Interne des Hôpitaux de Paris,
Chirurgien honoraire des Hôpitaux Militaires de Paris,
ancien Professeur d'Anatomie et de Chirurgie, ancien Démonstrateur
de l'hôpital d'instruction du Val-de-Grâce,
Membre des Sociétés médicales d'émulation, de l'Athénée des Arts,
des Sciences physiques, des Enfants d'Apollon;
Membre correspondant des Sociétés de Médecine d'Angers,
Bordeaux, Bruxelles, Dijon,
Gand, Lyon, Metz, Mâcon, Nantes, Poitiers,
Toulouse, etc., etc.

PARIS

G. BAILLIÈRE, RUE DE L'ÉCOLE DE MÉDECINE, 11;

MAURICE, LIBRAIRE, RUE DE SORBONNE, 5,

ET CHEZ L'AUTEUR, RUE TARANNE, 20.

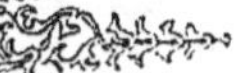

1840

INCONTINENCE D'URINE

ET

SON TRAITEMENT RATIONNEL

PAR LA MÉTHODE

DES INJECTIONS.

PARIS. — IMPRIMERIE DE DUCESSOIS.
quai des Grands-Augustins, 55, (près le Pont-Neuf.)

INCONTINENCE D'URINE

ET

SON TRAITEMENT RATIONNEL

Par la Méthode des Injections

PAR M. DEVERGIE, AINÉ,

Chevalier de la Légion d'honneur,
docteur des Facultés de Paris et de Gœttingue, ancien Interne des Hôpitaux de Paris,
Chirurgien honoraire des Hôpitaux Militaires de Paris,
ancien Professeur d'Anatomie et de Chirurgie, ancien Démonstrateur
de l'hôpital d'instruction du Val-de-Grâce,
Membre des Sociétés médicales d'émulation, de l'Athénée des Arts,
des Sciences physiques, des Enfants d'Apollon;
Membre correspondant des Sociétés de Médecine d'Angers,
Bordeaux, Bruxelles, Dijon,
Gand, Lyon, Metz, Mâcon, Nantes, Poitiers,
Toulouse, etc., etc.

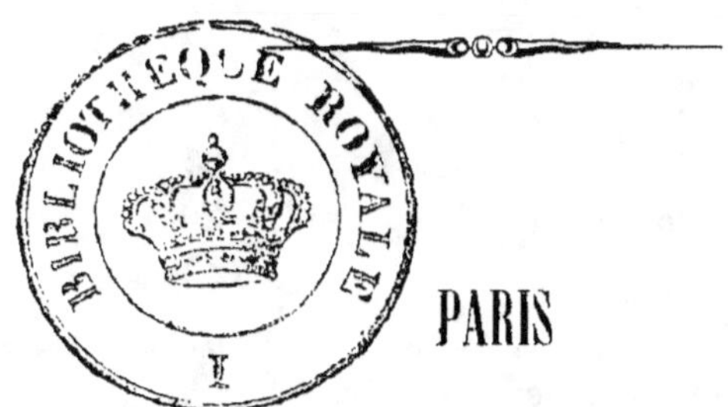

PARIS

G. BAILLIÈRE, RUE DE L'ÉCOLE DE MÉDEÇINE, 11;

MAURICE, LIBRAIRE, RUE DE SORBONNE, 5,

ET CHEZ L'AUTEUR, RUE TARANNE, 20.

—

1840

TABLE.

—

(v

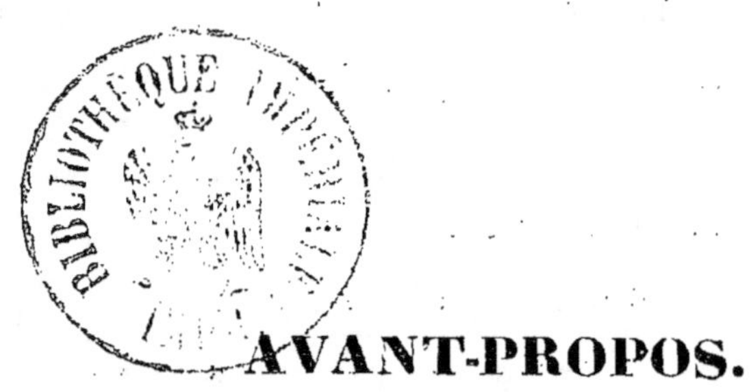

AVANT-PROPOS.

En 1835, je fis connaître quelques recherches, déjà commencées depuis longtemps, sur une amélioration du traitement des maladies de vessie (*les calculs exceptés*); je régularisais en une méthode simple et facile les traitements épars dans quelques auteurs modernes, et en mettant à profit les bons préceptes publiés par MM. Delpech , Lallemand, Bretonneau, J. Cloquet, Souchier de Romans, etc. Les efforts tentés par ces praticiens, quelquefois difficiles on dangereux dans leur application, et suivis de succès incertains et peu appréciés en pratique, me furent cependant d'une grande utilité. Je publiais mon Mémoire sur un nouveau traitement du catarrhe chronique de la vessie et l'emploi des balsamiques en injections. Quelques observations rapportées dans cet opuscule firent connaître que la prudence doit toujours guider le praticien dans l'emploi des médicaments à introduire dans la vessie. Car, s'il est quelques individus qui supportent facilement une médication assez élevée, combien en existe-t-il qui, doués d'une susceptibilité exquise, augmentée par la maladie, verraient les accidents les plus graves se développer, s'ils étaient soumis à la même médication ! ! !

Trois années se sont écoulées depuis la publication de ce Mémoire ; désirant augmenter mes documents pour confirmer ou infirmer cette nouvelle méthode du traitement du catarrhe chronique, j'ai créé, pour le traitement des maladies des voies urinaires, un dispensaire, et j'ai fait un appel aux classes peu fortunées qui, ne pouvant rénumérer les soins des médecins spéciaux, sont condamnées ou à vivre malheureux et souffrants, ou à chercher dans les hôpitaux des secours achetés bien chers par un séjour trop long et toujours funeste à leur famille [1].

L'espérance a dépassé mon espoir, puisqu'en six mois cent dix-neuf malades se sont présentés à cet établissement philanthropique, et que de nouveaux malades continuent de le fréquenter chaque jour.

J'ai donc pu observer les effets de cette nouvelle méthode (*les injections*), et je me suis convaincu des nombreux avantages qu'on peut en retirer dans le traitement des maladies de vessie.

J'ai appliqué cette méthode de traitement du catarrhe chronique à diverses affections de la poche urinaire, et en variant les médicaments dans la composition des injections, je suis parvenu à en faire un nouveau mode de traitement dans 1° *l'incontinence d'urine ;* 2° *l'hématurie ou pissement de sang ;* 3° *la paralysie de vessie.*

---

[1] Il existe dans la capitale et ses environs, un grand nombre de gens atteints de maladies de voies urinaires. Les uns ont déjà fréquenté les hôpitaux, où il n'ont pu attendre patiemment le temps nécessaire pour obtenir une cure radicale, pressés par le besoin impérieux de subvenir aux besoins d'une famille pauvre dont ils sont l'unique soutien ; les autres en éprouvant une répugnance invincible à se rendre dans ces asiles ouverts aux malheureux, ou ne pouvant abandonner leurs enfants aux horreurs de la misère, préfèrent supporter leurs maux, et mourir lentement.

(**x**)

Déjà en septembre 1838, j'ai publié dans la *Gâ-
zette des Hôpitaux* quelques observations d'hématurie, prouvant combien, quand les circonstances le
commandent, dans l'occasion, il faut abandonner
cette timidité, cette réserve observée jusqu'à ce
jour, dans l'introduction des substances médica-
menteuses dans la vessie et mettre en action ce précepte si connu en médecine : *melius anceps quàm
nullum.* Le succès a justifié la mise en œuvre et la
hardiesse de l'opération.

L'observation m'a confirmé ce que la doctrine
physiologique m'avait appris : c'est que l'on doit
toujours s'assurer de l'état de la phlegmasie des
organes, avant de songer à l'application des moyens
que la thérapeutique nous donne, et que les plus
simples sont souvent les meilleurs ; c'est-à-dire, en
d'autres termes, dans le traitement des phlegmasies
des membranes muqueuses, il faut toujours débuter
par les moyens les plus simples et ne recourir aux
excitants généraux ou locaux qu'après s'être assuré
de la nécessité de l'emploi, et après avoir bien cal-
culé si leur usage n'entraînerait pas la suppression
ou la métastase dangereuse de sécrétions morbides
devenues habituelles.

Ne doit-on pas être étonné de voir la facilité avec laquelle on qualifie, en médecine, du nom de spécifique des médicaments, actifs sans doute et utiles dans certaines circonstances, mais non toujours indispensables? car j'ai guéri, dans beaucoup de circonstances, des catarrhes chroniques de la vessie avec les seules injections émollientes et narcotiques ou aromatiques; tandis que le baume de Copahu avait été annoncé comme spécifique de cette maladie. C'est à tel point que, sur quarante-cinq malades atteints de cette maladie, trois seulement ont exigé l'emploi de ce médicament pour achever la guérison.

En effet, il en est des balsamiques qualifiés de spécifiques, dans le traitement des maladies de vessie, comme du mercure dans celui de la syphilis, que l'on continue de dénommer le spécifique par excellence; tandis que, depuis dix-sept années, en Suède, quatorze années en France, et dans diverses parties de l'Allemagne, de l'Angleterre, de l'Italie, de l'Égypte et autres contrées, un grand nombre de praticiens guérissent les neuf dixièmes des symptômes primitifs, sans un atome de mercure; que beaucoup d'affections secondaires cèdent aux sudorifiques seuls, à l'hydriodate de potasse, à l'or, et que le mercure , pour beaucoup de praticiens sy- philographes, n'est qu'un moyen secondaire et non l'agent principal du traitement des accidents sy- philitiques.

Dans ce Mémoire, je relate tout ce qui est relatif à l'application de la méthode des injections, dans le traitement de l'incontinence d'urine : accident in- commode et dégoûtant chez les enfants ; maladie bien pénible chez les adultes et infirmité dégoû- tante chez les vieillards.

Persuadé que le traitement local devait, dans les maladies de vessie , obtenir la prééminence sur les autres moyens employés journellement , je me suis livré à des recherches littéraires, et en parcourant divers auteurs anciens , j'ai eu lieu d'être surpris que les documents qu'ils renferment sur l'emploi des injections, dans les maladies de vessie, avaient été si peu appréciés par les écrivains qui , depuis quarante années, ont écrit sur les maladies des voies urinaires.

En effet Chopart , dont le traité sur les maladies des voies urinaires est encore un de nos meilleurs ouvrages, semble avoir ignoré ce que ses prédéces-

seurs avaient écrit sur les injections ; car non-seulement il ne les préconise que dans quelques circonstances , mais encore il déclare que, dans la
paralysie de la vessie , *ces injections ne sont nécessaires que pour laver cet organe :* erreur d'autant plus grande que j'ai obtenu chaque jour, par
ce moyen, des avantages incontestables. Bichat, le
savant rédacteur de Desault, n'en parle pas. L'érudit Sœmmering (1820) est le seul qui, dans son excellent traité des maladies de la vessie et de l'urètre,
chez les vieillards , fournisse des renseignements
dignes d'intérêt sur les avantages que l'on peut retirer des injections dans le traitement des maladies
de vessie ; appréciant ce moyen thérapeutique à sa
juste valeur, il dit positivement « *les moyens locaux
doivent composer le traitement principal des maladies de
vessie, dans un grand nombre de circonstances* [1]; » et par
ses savantes et pénibles recherches, il nous fait connaître ce que les anciens et modernes ont écrit sur
ce sujet. Au milieu des nombreux auteurs qu'il cite,
il relate les succès obtenus par Paul d'Égine , par

---

[1] *Traité des Maladies de la Vessie,* etc. Sœmmering, traduit
par Hollard, 1824.

Amb. Paré, Gilchrist , Lind, Jesse, Fost, Werlof, Deschamps , Goulard , Troja , Chopart , etc. ; dans diverses maladies de la vessie , les moyens ont été variés suivant les circonstances , depuis les émollients les plus doux, les narcotiques les plus actifs, jusqu'aux astringents ou aux toniques les plus puissants.

De pareils exemples m'ont enhardi, et, dans des circonstances graves où la vie était en danger, je n'ai pas craint d'injecter jusqu'à du tanin, dans un organe où quelquefois on n'ose pas introduire quelques gouttes d'une décoction la plus innocente.

J'ai lieu d'être surpris du succès que j'ai obtenu par cette méthode dans les trois âges de la vie.

La guérison a été facilement obtenue chez les garçons de huit à quinze ans : elle a été plus difficile chez les jeunes filles de quinze à vingt, et je n'ai pas toujours obtenu un succès complet.

Dans l'âge adulte, il a fallu plus de temps et appeler quelquefois à l'aide des injections , d'autres moyens que j'indiquerai.

Chez les vieillards, j'ai employé toutes les ressources de l'art pour parvenir à quelques guérisons difficiles. Mais si le succès n'a pas toujours cou-

ronné mes efforts, du moins j'ai pu soustraire quelques hommes au chagrin constant qui abrége ou
empoisonne la vie de ceux atteints de cette malheureuse et dégoûtante infirmité.

INCONTINENCE D'URINE

ET

SON TRAITEMENT RATIONNEL

PAR LA MÉTHODE

DES INJECTIONS.

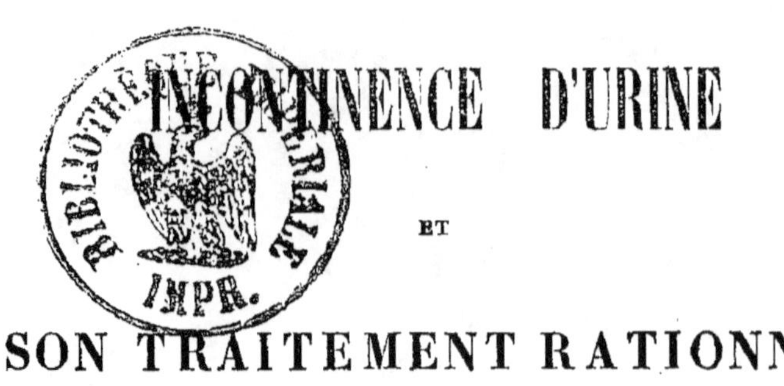

Cette maladie consiste dans l'évacuation continuelle, ou l'écoulement involontaire de l'urine, qui,
dans l'ordre régulier, ne doit être évacuée qu'à des
intervalles divers et d'après un besoin senti et sous
l'influence de la volonté.

L'incontinence est la maladie des enfants et des
vieillards ; les adultes en sont moins souvent atteints.
Cependant les vieillards n'en sont pas aussi fréquemment attaqués qu'on le pense ; on pourrait croire
cette assertion fausse, quand on entend les gens
âgés se plaindre fréquemment de ne pouvoir retenir
leurs urines, mais il est bon de se rappeler que, dans

1

ce cas, l'incontinence n'a lieu que par regorgement des urines, qui n'est plus qu'un symptôme de la rétention par paralysie de la vessie[1]. Cette erreur est souvent partagée par des chirurgiens qui se méprennent sur cet accident.

Les circonstances dans lesquelles l'incontinence se présente, sont très-nombreuses et très-différentes, et, pour bien apprécier les causes qui concourent à la développer, il est nécessaire de se rappeler comment s'opère la déjection des urines , fonction soumise à la volonté.

La vessie est le réservoir des urines excrétées; cette poche musculeuse très-contractile, dont une grande partie des fibres musculaires se dirigent du fond vers le col , se contracte dans l'état normal, pour se débarrasser du liquide qu'elle contient, quand ce liquide s'y accumule, et la distend suffisamment pour éveiller la contraction. Il y a ré-

---

[1] On a quelquefois vu chez les vieillards une rétention d'urine par paralysie, c'est-à-dire une véritable collection de ce liquide, faire croire à l'existence d'une incontinence d'urine; en effet, les hommes qui, soit volontairement, soit par inattention, ont coutume de ne pas vider leur vessie et d'y conserver toujours une certaine quantité d'urine. Ces hommes ont quelquefois, au commencement de la paralysie du col de cet organe, une collection urinaire plus ou moins considérable, dont ils ne soupçonnent point l'existence et dont le trop-plein s'écoule goutte à goutte au dehors.

Soemmering.

sistance ou antagonisme , opposé à cet acte par l'organisation particulière d'un sphincter , anneau musculaire sous l'empire de la volonté, placé au col de la vessie. L'évacuation des urines a donc lieu dans l'état ordinaire, quand la vive contraction de la vessie éveille le besoin et que la résistance cède par la volonté[1].

Quand l'état normal est troublé, il y a ou *rétention* ou *incontinence*. L'incontinence est l'opposé de la rétention ; celle-ci arrive toutes les fois que la vessie devient plus faible, ou que la résistance est augmentée par maladie au col de la vessie ou dans l'urètre. L'incontinence, au contraire, dépend le plus ordinairement, ou de ce que la force expulsive de la vessie est augmentée , ou reste intégralement la même , tandis que la force de résistance est diminuée dans le col de la vessie ou dans le sphincter, qui, dans l'état normal, l'emporte en énergie sur les fibres musculaires des parois , et maintient pendant un certain temps le liquide dans son réservoir. Ainsi, dans l'incontinence , il existe ordinairement *puissance toujours la même* et *résistance affaiblie*.

Il est donc facile de se rendre compte pourquoi cette maladie est si commune dans l'enfance. L'irritabilité est plus grande à cet âge qu'à toute autre

---

[1] Il était ici inutile de décrire comment la fonction s'exécute et de parler du rôle que joue dans cet acte les muscles abdominaux.

époque de la vie. L'expulsion des urines est entièrement due à l'action musculaire , tandis que la
force de résistance consiste dans l'action du sphincter et du col de la vessie , des muscles releveurs de
l'anus et sans doute des bulbo-caverneux. L'urètre
n'opposant par sa courbure et le rapprochement de
ses parois qu'une résistance bien faible et passive à
l'issue des urines.

L'incontinence n'a donc lieu chez les enfants que
parce que la contraction de la poche urinaire est
si vive et si prompte , que l'urine s'échappe avant
qu'ils n'aient été prévenus du besoin de l'expulser et
sans qu'ils puissent s'opposer à sa sortie.

Il est sans aucun doute des enfants qui , par dis-
traction ou par paresse, n'obéissent pas au premier
besoin qui les engage à rendre leurs urines , et qui
ensuite, pressés par le vif besoin d'uriner , ne peuvent plus les retenir et les laissent couler dans leurs
vêtements.

Il en est d'autres chez lesquels la sensation qui met
en jeu la contractilité de la vessie , et accompagne
l'évacuation des urines, est si faible, que cette fonction se remplit sans le concours de la volonté. Aussi
ne faut-il pas s'étonner de voir tant d'enfants avoir
des incontinences pendant le sommeil, si profond et
si impérieux , non-seulement pendant l'enfance,
mais encore pendant l'adolescence.

Bichat a dit avec raison : Dans le premier âge de
l'enfance, l'empire de la vie animale n'est pas encore

assez développé, pour s'étendre jusqu'aux dernières extrémités, et établir son influence sur la déjection des urines et la défécation. Dans la vieillesse, au contraire, le domaine de la sensibilité diminue de plus en plus, toutes les sensations s'émoussent et se détruisent, et ces fonctions échappent à l'influence de la vie de relation qui s'éteint peu à peu, de sorte que l'enfant et le vieillard se trouvent à cet égard presque dans les mêmes conditions.

L'incontinence peut être *complète* et *incomplète*.

Elle est *complète*, quand le sphincter de la vessie est tellement détruit ou relâché, que l'orifice vésical reste ouvert et que l'urine s'écoule continuelment, à mesure qu'elle arrive dans son réservoir, sans contraction de la vessie. Exemple : la paralysie de la vessie.

Elle est *incomplète*, quand le col de la vessie résiste quelque temps à l'impression des liquides contenus dans la poche urinaire; mais cependant elles sont expulsées le plus ordinairement par la contraction des fibres musculaires, sans que le malade puisse maîtriser ces évacuations, et sans que souvent il en ait la conscience. Ce genre d'incontinence peut avoir lieu le jour ou la nuit , ou pendant le sommeil seulement, ce qui constitue l'incontinence *diurne* et *nocturne*.

CAUSES.

Toutes les causes qui peuvent produire cette maladie, doivent se ranger dans les deux grandes divisions suivantes.

PREMIÈRE DIVISION.

Incontinence d'urine par suite de lésions ou d'altération de tissus des organes qui servent à contenir les urines ou à les rejeter au dehors.

Ici se rapportent toutes les causes qui peuvent altérer, soit en totalité, soit partiellement, le col de la vessie, ou son sphincter, ou la glande prostate.

1° L'incision du col de la vessie et la contusion ou le déchirement des parties, dans l'extraction difficile des calculs urinaires, dans l'opération de la taille sous-pubienne.

2° L'extraction d'une pierre par le canal de l'urètre chez la femme.

3° La présence de tumeurs fongueuses ou de concrétions engagées dans le col et la portion prostatique de l'urètre.

4° Les ulcères de ces diverses parties.

5° Les fistules faisant communiquer la vessie et son col avec l'extérieur ou avec les organes voisins, tels que le vagin ou le rectum.

6° Un accouchement laborieux, dans lequel la vessie se trouve engagée entre la matrice et le pubis, se déchire et communique avec le vagin, ou quand le col de la vessie froissé , comprimé , s'enflamme, s'ulcère et laisse une plaie fistuleuse.

7° Les cancers de l'utérus arrivés à de grands désordres , et attaquant progressivement le col vé-sical.

8° Les plaies pénétrantes et les perforations de cet organe dans la poche urinaire.

9° Les vices de conformation.

10° La lithotritie exigeant la dilatation trop forte des canaux naturellement étroits.

11° L'épaississement des parois de la vessie, qui ne peut plus se contracter et laisse couler l'urine au fur et à mesure qu'elle arrive des reins.

DEUXIÈME DIVISION.

Incontinence sans altération des organes, dépendant de la lésion des propriétés vitales des organes urinaires ou de leurs fonctions.

Ce genre d'incontinence présente deux différences notables : ou elle est la conséquence d'une autre maladie, et n'est que secondaire et *symptômati-que*, ou elle dépend d'une faiblesse locale et alors elle est *essentielle*.

INCONTINENCE SYMPTOMATIQUE.

1° Elle a lieu dans les cystiles aiguës , les irrita-tions douloureuses de la vessie , dans lesquelles le contact de l'urine devient tellement insupportable pour cet organe, qu'il ne peut éprouver une légère distension sans déterminer les plus grandes souffrances ; l'émission des urines se fait à chaque moment, le besoin d'uriner se renouvelle sans cesse, et dans beaucoup de cas le liquide s'écoule au fur et à mesure qu'il arrive des reins. Le séjour même instantané dans la vessie étant impossible chez les calculeux, l'incontinence a quelquefois lieu par l'effet d'une excitation constante que déterminent les pierres.

2° Elle a lieu durant les maladies aiguës compliquées d'affaiblissement du système nerveux, de stupeur et de côma.

3° Elle est souvent un des symptômes fâcheux des fièvres intermittentes pernicieuses et des fièvres continues de mauvais caractère.

4° Elle survient à la suite des commotions cérébrales violentes, des congestions apoplectiques, de l'ivresse forcée, des lésions de la moelle épinière, (ébranlements , commotions , contusions ou blessures), par suite de chutes sur la colonne épinière, et alors les malades urinent goutte à goutte et sans avoir la conscience de cette évacuation.

5° Elle accompagne les syncopes complètes, les convulsions, les attaques d'épilepsie portée à un haut degré.

Quand l'incontinence est la suite de syncopes ou de convulsions et d'accès d'épilepsie, elle n'est d'aucune conséquence et cesse avec la cause qui l'a produite ; mais , dans les autres cas énoncés , ce symptôme est plus grave et plus sérieux ; il est un des signes de l'anéantissement des forces, et devient d'autant plus fâcheux qu'il est de plus longue durée et existe le jour et la nuit. Voici ce qui se passe alors : l'urine s'accumule dans la vessie, l'emplit, la distend peu à peu outre mesure, et, quand les parois de cet organe ne peuvent plus se prêter à une plus grande dilatation, ils forcent le liquide à s'écouler par l'urètre. Plus le sphincter vésical conserve de contractilité, plus cette évacuation par regorgement est tardive. Si, au contraire, l'anneau musculaire est affaibli ou paralysé, le liquide est rendu aussitôt que reçu par la vessie , qui alors n'éprouve que peu ou point de distension. Dans les affections graves, l'incontinence d'urine s'accompagne de la sortie involontaire et non sentie des matières stercorales.

Dans les paralysies portées à un assez haut degré ; dans les lésions de la moelle épinière, il y a souvent paralysie complète ou partielle du col de la vessie et du rectum , et presque toujours incontinence diurne et nocturne d'urine ; il n'y a plus rétention, comme lorsque le corps de la vessie est paralysé.

6° L'incontinence est quelquefois chez les vieillards une conséquence du catarrhe de vessie, et n'a lieu que lorsqu'il existe relâchement du sphincter de la vessie.

7° Elle est aussi produite par la pression exercée par l'enfant chez les femmes, vers la fin de la gestation sur le corps de la vessie ; par les tumeurs squirrheuses ; les kistes volumineux développés dans le ventre ou le bassin ; par la présence des calculs volumineux dans la vessie, qui produit compression constante sur le col de la vessie et en altère la sensibilité.

8° Les abus de tous les genres , mais principalement ceux en liqueurs spiritueuses ; ceux dans les plaisirs de l'amour et de la masturbation.

Peut-on admettre une incontinence d'urine par excès d'irritabilité de la vessie, comme le pensait Bichat, d'immortelle mémoire? Cette opinion a été admise par les uns et rejetée par les autres ; M. Bégin (1833) la partage ; M. Guersent père (1828) la contredit formellement, et l'on serait tenté d'adopter cette manière de voir que le raisonnement semble confirmer. En effet, on donne pour symptôme de cette incontinence par irritabilité trop vive des parois de la vessie, le sphincter conservant son énergie normale : 1° l'état habituel de rétraction de l'organe ; 2° la vivacité du besoin d'uriner ; 3° la nécessité invincible d'y satisfaire instantanément, si on veut éviter que l'urine ne s'échappe involontairement ; 4° la douleur résultant des essais tentés pour retenir le liquide dans son réservoir.

Sans aucun doute , tous ces signes réunis appartiennent aux inflammations de vessie, et ne paraissent pas devoir servir de base à un genre de maladie, d'autant plus que les moyens thérapeutiques indiqués pour son traitement sont absolument les mêmes que ceux nécessités dans les cystes aiguës ; mais ce genre de maladie existe ; l'irritation siége dans les fibres musculaires ; la membrane muqueuse ne participe pas à cette irritation ; l'urine s'écoule constamment. Dans cette maladie, ce liquide n'est ni rouge, ni altéré, ni sédimenteux, ni odorant ; il n'offre aucun des caractères de l'urine rendue dans les inflammations de la muqueuse vésicale ; au contraire, il est clair, limpide, presque inodore, et ne cause aucune douleur lors de son passage à travers l'urètre[1].

INCONTINENCE ESSENTIELLE.

C'est celle qui doit ici m'occuper davantage et dans laquelle la méthode de traitement par les injec-

[1] Les exemples en sont rares. M. le docteur Labat, professeur de lithotritie et des maladies des voies urinaires, m'en a communiqué une observation. Ce genre d'incontinence appartient aux affections rhumatismales dont Bichat, Chopart, Sœmmering, et un assez grand nombre d'auteurs parlent; aux spasmes de la vessie sur lesquels M. Civiale a publié un mémoire dans la *Gazette Médicale*, 1836 ; cette espèce d'incontinence ne se rencontre que chez les gens à système nerveux très-développé, très-mobile, à caractère irritable, ayant déjà souffert de rhumatismes ou de quelques maladies des voies urinaires.

tions trouve plus particulièrement une application curative.

1° Ce genre de maladie renferme toutes celles qui dépendent d'une faiblesse directe, primitive ou accidentelle des organes destinés à résister à la déjection des urines. Il y a rarement dans cette espèce d'incontinence, altération des organes, maladie principale et essentielle à laquelle on puisse rattacher des effets symptômatiques sur la vessie : 1° elle est le partage des vieillards, surtout de ceux qui ont abusé des organes génitaux et chez lesquels, à des stimulations trop énergiques ou trop prolongées, ou trop fréquentes, ont succédé un relâchement de ces organes, une atonie prononcée, un état de langueur habituelle. On voit cependant chez les vieillards l'incontinence être la suite d'altération du tissu ou n'être que symptômatique de paralysie ou d'un délire sénile ; en effet, chez eux la rétention précède souvent, comme nous l'avons déjà dit, l'incontinence, qui n'est alors qu'un regorgement proprement dit. La vessie affaiblie en premier lieu se paralyse peu à peu et ne se vide qu'avec lenteur ; elle conserve des quantités plus ou moins grandes d'urine, acquiert une ampleur considérable et finit progressivement, et après un temps plus ou moins long, par laisser écouler goutte à goutte et continuellement le trop plein de l'urine qui la distend.

Sœmmering reconnaît des causes très-variées et quelquefois d'une nature contraire à l'incontinence

d'urine des vieillards. La principale est la diminution progressive de l'extensibilité de la vessie, pro-
priété qui disparaît souvent tout à fait dans la vieillesse. D'autres fois l'âcreté toujours croissante de
l'urine, irritant de plus en plus un organe naturellement très-sensible à toute espèce d'impression, les
fibres musculaires de celui-ci sont dans une contraction habituelle, qui ne permet pas à l'urine de
séjourner dans son réservoir. Une troisième cause
est le relâchement des parties qui entourent le col
de la vessie, la paralysie du sphincter. C'est donc à
la faiblesse sénile, mais non pas à elle seule qu'on
doit attribuer l'incontinence d'urine.

2° Elle se rencontre chez les personnes atteintes
de rétrécissements anciens qui ont acquis épaisseur,
dureté, engorgement d'une partie de l'urètre, au
point d'en rétrécir le calibre et ne laisser l'urine
s'échapper que difficilement dans certaines circonstances ; ce liquide s'accumule dans la vessie ; son
évacuation est difficile, pénible, laborieuse, ne s'o-
père qu'avec de violents efforts et toujours partiellement et d'une manière incomplète. Le col de la
vessie est toujours fatigué, et affaibli par la présence
continuelle d'une colonne de liquide qui presse
sans cesse et que l'obstacle retient encore avec plus
ou moins de force, finit par perdre son action contractile, se laisse distendre peu à peu et graduellement, et finit par devenir inerte ou insensible. Les
portions de l'urètre situées en arrière de l'obstacle,

partagent la même altération , se dilatent, acquiè-
rent quelquefois une dimension telle qu'elle forme
une espèce de seconde cavité vésicale[1]. Le rétrécissement ou les rétrécissements, car il en existe souvent plusieurs, causes premières de tous ces désordres irréparables , s'opposent seuls à l'issue des
urines, et comme le col de la vessie est sans action
et qu'il n'existe plus de sphincter, l'urine s'écoule
goutte à goutte par l'effet seul de la pression que la
colonne opère sur ces obstacles. C'est donc de l'incontinence par regorgement.

3° L'incontinence essentielle est aussi la maladie
de l'enfance, et nous en avons déduit les motifs au
début de ce mémoire. Quelques explications sur les
fonctions de la vessie ne seront pas inutiles ici. Dans
les premiers temps de la naissance, la quantité des
urines secrétées est considérable ; la vessie se contracte alors très-souvent; l'urine est peu colorée; il

[1] J'ai, par l'autopsie, constaté plusieurs fois, au Val-de-Grâce,
alors que j'y professais l'anatomie ou la médecine opératoire, le
développement anormal de l'urètre ; mais le fait le plus curieux
que je connaisse dans ce genre, est celui que M. Bégin, professeur
de chirurgie au même hôpital, nous fit voir sur un vétéran mort
dans son service, par suite d'une maladie des voies urinaires; et
chez lequel on trouva une seconde vessie pyriforme développée
au-devant du col, aux dépens de la portion membraneuse de l'u-
rètre, et offrant une capacité contenant une once environ de liquide; un rétrécissement très-étroit et induré était la cause de
cette anomalie.

n'y a pas de différence entre celle de la nuit et du jour, l'enfant urinant aussi souvent la nuit que le jour. Dans le premier âge, l'évacuation des urines se fait jour et nuit presque sans aucune sensation. La contraction de la vessie seule suffit pour l'évacuation de son liquide, la résistance du sphincter étant presque nulle; mais à mesure que les organes destinés à retenir les urines se développent, il y a antagonisme, et la contractilité de la vessie ne suffit plus pour vaincre la résistance du col et de ses annexes. L'urine séjourne plus longtemps, elle est moins limpide et prend un caractère salin; la partie la plus fluide étant résorbée [1] : alors l'action des muscles

---

[1] *Urine, urina*, liquide secreté par les reins, transmis à la vessie par les artères, et expulsé de cet organe par le canal de l'urètre. Ce liquide excrémentitiel, véritable lessive du corps, est le produit d'une sorte de dépuration ou de filtration que le sang subit dans les glandes rénales; or, comme le sang renferme les éléments de réparation de tous les organes, il n'est pas surprenant que l'analyse chimique ait démontré, dans la composition de l'urine, le *detritus* de ces mêmes éléments organiques. Dans l'état normal, l'urine est d'un jaune citron, d'une odeur légèrement ammoniacale, d'une saveur un peu salée, amère et légèrement acide. Ces signes caractéristiques sont d'autant plus marqués que l'urine a séjourné plus long-temps dans la vessie, et que les boissons ont été peu abondantes. On distingue deux sortes d'urine: la première, *urine de boisson*, peu colorée, presque insipide et inodore, est celle qu'on rend peu de temps après avoir bu ; la deuxième, *urine de digestion*, présentant des propriétés toutes contraires, est celle qui est rendue sept à huit heures après le re-

soumis à la volonté est mise en jeu, et ce phénomène commence à se développer quelques mois après la naissance; la conscience de ces sensations se manifeste plus tard, car ce n'est guère, en général, qu'après la première dentition terminée que la faculté de retenir les urines est acquise. Alors la vessie est de petite capacité et très-irritable, et laisse échapper l'urine qui s'y accumule pendant le sommeil, que nous avons fait

pas. La composition du l'urine varie non-seulement dans les différentes espèces animales, mais encore dans l'espèce humaine, suivant l'âge, le sexe, le tempérament et les conditions individuelles de santé et de maladie. L'urine humaine éprouve divers changements par le refroidissement et par le repos. La surface se couvre ordinairement d'une pellicule de couleur variée, *cremor urina*, qui est formée de sels urinaires et de mucus. On nomme *nuage*, la couche opaque que l'urine forme vers le centre, quand elle se rapproche de la partie supérieure; *énéorême*, si ce nuage descend vers le tiers inférieur. Au fond du vase, l'urine forme une couche terreuse, appelée *hypostase* ou sédiment. Exposée à l'air, et sous l'influence d'une température chaude, l'urine se décompose et se putréfie rapidement. En médecine on dit l'urine *crue* lorsqu'elle est très-claire, et *cuite* lorsqu'elle présente une couleur jaune foncé. Les urines épaisses, troubles et jumenteuses se rapportent à divers états d'irritation, soit de la vessie, soit des reins, ou de tout autre système d'organes malades. La précipitation des sels tenus en dissolution ou en suspension, donne lieu dans l'urine, sous l'influence de certains états morbides, à la formation de la gravelle et des calculs urinaires. L'urine des femmes enceintes présente un caractère très-remarquable, qui peut servir à constater leur état de grossesse; c'est la présence remarquer être toujours lourd et profond à cet âge.

Nous avons dit qu'il existait alors surcroît de vitalité ou de surexcitabilité dans les parois vésicales, tandis qu'il y avait faiblesse ou moins d'action au col et dans les muscles chargés de s'opposer à l'écoulement des urines. Si, à cette époque, la sensation de l'excrétion des urines ne se fait pas sentir, on doit assurer que l'enfant est atteint d'incontinence, qui sera considérée comme essentielle ou congéniale, s'il

de la *kiestéine*, sorte de pellicule blanchâtre et grume, analogue, pour l'aspect, à celle qui se forme sur du bouillon refroidi. Elle est le résultat de l'agglomération d'un grand nombre de globules opalins qui, à dater du second jour, s'élèvent à la surface de l'urine, pour y former cette pellicule qui, vers le quatrième ou cinquième jour, rarement plus tard, se dissipe d'elle-même. Cette disgrégation spontanée donne lieu à la précipitation de ces mêmes globules qui rendent alors l'urine complétement trouble. Examinée au microscope, la *kiestéine* offre l'aspect d'une couche gélatineuse, parfois recouverte de cristaux cubiques, mais seulement vers les derniers jours. Il ne faudrait pas confondre la *kiestéine* avec la couche muqueuse qui se forme sur l'urine de quelques malades atteints de phthisie au dernier dégré, d'abcès par congestion ou de catarrhe vésical. Cette dernière, au lieu de se dissiper spontanément, augmente toujours d'épaisseur en vieillissant, et finit par se convertir en moisissure. C'est un point très-curieux en *uroscopie* que les médecins arabes avaient entrevu il y a plusieurs siècles, mais que des expériences plus précises viennent de mettre tout à fait hors de doute ; il est aussi des circonstances, malheureusement trop fréquentes, où l'excrétion urinaire entraîne avec elle, et presque toujours, à l'insu du malade, une certaine quantité de fluide spermatique, soit lors des derniers jets

2

jouit de ses facultés intellectuelles, et s'il n'a aucune des maladies qui puissent produire la paralysie de la vessie. Cette incontinence est le plus souvent incomplète et n'a lieu que pendant la nuit ; la volonté suffit, pendant le jour, pour ne laisser échapper l'urine que lorsque le besoin de l'expulser se fait sentir. Elle peut cependant être complète, c'est-à-dire continuelle ; c'est un malheur dû à la faiblesse du sphincter, tandis que les fibres musculaires des parois

d'urine, soit durant les efforts pour aller à la garderobe. Il est un moyen sûr de constater cette spermatorrhée urinaire : on n'aura plus de doute sur son existence, si, en recueillant les dernières gouttes d'urine, on s'aperçoit qu'elle sont gluantes comme de l'eau de gomme, ou mieux encore, si, après avoir laissé reposer et refroidir l'urine une heure environ, on y aperçoit des granules floconneux à demi transparents, semblables à des graines de semoule cuite suspendues dans l'eau. Aujourd'hui que le microscope est devenu le lorgnon indispensable de tout bon observateur des altérations morbides des organes, ainsi que des produits de leur sécrétion, la micographie vient de constater l'existence d'animalcules urinaires dans les cas de catarrhe vésical et des maladies de la prostate. M. Leroy d'Etiole, qui a dernièrement fait part de cette curieuse découverte à l'Académie des Sciences (janvier 1839), a reconnu que ces animalcules microscopiques sont d'autant plus nombreux que l'urine a séjourné plus longtemps dans la vessie. Ce judicieux observateur ne voulant pas préjuger la question, se demande si ces animalcules sont l'effet ou la cause de la maladie. L'expérience, appuyée de nouveaux faits, pourra seule résoudre ce point important des maladies des voies urinaires.

Le docteur L. LABAT,

conservent leur énergie , ce qui empêche le liquide d'être retenu convenablement dans la poche urinaire. Ces deux états peuvent se continuer chez certains sujets au delà de la puberté et pendant tout le cours de la vie. Le plus ordinairement l'incontinence nocturne seule existe ; car, si cette infirmité suffit pour rendre tristes et moroses ceux qui inondent leur lit, on peut juger de l'influence que doit avoir sur le moral le double malheur de mouiller constamment ses vêtements, et de répandre une odeur dégoûtante. Aussi les sujets atteints de cette double infirmité portent sur leur visage l'empreinte de la tristesse, souvent de la honte, et il n'est pas rare de voir leur intelligence et leurs facultés morales manquer d'énergie.

L'incontinence nocturne est plus commune que la diurne, qui est assez rare ; elle est plus fréquente chez les garçons que chez les petites filles ; passé l'âge de la puberté, elle se rencontre plus souvent chez les jeunes gens que chez les jeunes filles, ce qui paraît dépendre des jouissances plus précoces et de l'excitation portée trop tôt sur les organes génito-urinaires. L'incontinence nocturne se rencontre aussi chez les vieillards , comme chez les adultes et les enfants.

Quelle que soit l'époque de la vie où l'on observe l'incontinence nocturne, elle ne peut être attribuée qu'aux mêmes causes qui la développent pendant la vieillesse, c'est-à-dire à une faiblesse ou un relâchement des organes destinés à s'opposer à l'issue des urines, et à une espèce d'insensibilité plus ou moins grande de ces mêmes organes à l'impression des urines.

Pour faire mieux apprécier cette vérité, nous dirons ce que l'observation apprend chaque jour.

1° L'incontinence essentielle est opposée à la dysurie. Dans la première, la contractilité de la vessie est quelquefois très-prononcée, mais la sensation du besoin d'uriner est émoussée et nulle. Dans la deuxième, il existe même contractilité de la poche urinaire et sensation très-vive et très-douloureuse à l'issue de l'urine[1].

2° Chez les personnes affectées d'incontinence pendant le sommeil seulement, la sensibilité est moins émoussée que chez ceux qui ont cette maladie le jour et la nuit.

3° Si une cause quelconque diminue chez ces personnes l'influence du sphincter, organe opposé à la contraction de la vessie, l'incontinence aura facilement lieu le jour comme la nuit. Ainsi, une application au jeu, au travail, une forte distrac-

---

[1] On nomme *ischurie* ou rétention, l'absence complète d'excrétion; *dysurie*, l'excrétion difficile de l'urine; *stangurie* ou *urodynie*, la sortie douloureuse de l'urine; *diabète*, son excrétion douloureuse, abondante et plus ou moins sucrée; *hématurie*, le pissement de sang ; *piurie*, l'urine purulente; *urine glaireuse*, celle qui est chargée de mucosités, et *phosphorée*, certains cas curieux d'excrétion urinaire phosphorescente.

tion produisent souvent pendant le jour, chez les enfants atteints d'incontinence nocturne, le même effet que le sommeil, en suspendant ou diminuant encore davantage l'action des organes qui s'opposent à l'évacuation des urines.

4º On observe que les personnes qui ont été atteintes d'incontinence d'urine, et qui se trouvent débarrassées de cette maladie, conservent souvent une faiblesse du col de la vessie et de son sphincter. Ainsi, chez eux, le rire, la toux provoquent souvent l'incontinence momentanée, quoique la sensation du besoin d'uriner soit aussi développée chez ces personnes que chez d'autres.

Une remarque digne d'attention a échappé aux auteurs qui ont écrit sur l'incontinence nocturne. Ils ont presque tous oublié que, sous l'influence d'un sommeil profond, l'habitude de rendre involontairement les urines se contractait, et que cette maladie, peu importante à son début, finissait par prendre un caractère sérieux et devenait une infirmité réelle et désastreuse, n'étant pas combattue à son origine[1]. L'expérience m'a appris qu'on pou-

---

[1] J. L. Petit fait une remarque importante, et établit une distinction à faire chez les enfants atteints d'incontinence nocturne. Les uns ont un sommeil profond, non interrompu par le besoin d'uriner, d'autres rêvent qu'ils urinent hors du lit et dans un lieu convenable, d'autres enfin urinent au lit par paresse et négligence.

Dictionnaire de Médecine, Begin.

vait facilement l'arrêter par la méthode dont je parlerai au traitement de cette maladie. On concevra
facilement l'importance d'empêcher le développement d'une habitude vicieuse, qui influe d'une manière notable sur la vie sociale des individus, parla
lecture des considérations suivantes.

1° L'habitude est, dit-on avec raison, une seconde
nature;

2° Elle est, après la nature, le pouvoir le plus
grand, le plus profond, le plus durable de l'espèce
humaine ; elle peut le bien et le mal. Elle peut nous
préserver des maux, mais aussi elle peut nous les
donner.

3° La santé comme la maladie sont sous sa do-
mination.

4° Une habitude acquise peut l'être sans le concours de la volonté.

5° Quelle que soit son origine, lorsqu'elle a jeté de
profondes racines et fortement modifié l'organisme,
elle a pris la place de la nature primitive. Aussi il
est une foule de maladies chroniques qui s'impa-
tronisent par habitude, et qu'il est difficile de dé-
loger ou de déraciner.

6° Quand les habitudes de l'économie sont très-
anciennes, il arrive presque toujours que ni la raison ni la volonté n'en peuvent triompher. Ces deux
facultés n'ont pas assez d'empire pour modifier la
texture organique, lorsqu'elles agissent seules et ne
sont pas aidées par le concours de circonstances

qui réclament impérieusement des modifications.

7° Pour changer une habitude, il faut ordinai - rement opérer lentement et graduellement (l'incontinence cependant n'est pas toujours dans ce cas; il n'y a pas ici de relation organique ni de rapports sympathiques à rompre).

8° Plus un sujet est jeune, plus facilement on détruit les habitudes vicieuses; au contraire, plus elles ont duré longtemps, plus elles résistent aux moyens employés.

Les enfants atteints d'incontinence d'urine sont en général lymphatiques, d'une constitution molle, ayant un tissu cellulaire chargé de graisse, les cheveux blonds, le teint coloré, l'iris dilaté. On rencontre parmi eux un assez grand nombre de scrofuleux, de rachitiques, de teigneux. Comme en général ils sont plus ou moins faibles, ils sont disposés aux maladies du système lymphatique, surtout s'ils sont mal vêtus et mal nourris. Cette règle générale souffre des exceptions, car on rencontre des incontinences d'urine chez des sujets bruns et disposés à jouir d'une bonne constitution et d'un tempérament sanguin. Cette maladie par elle-même n'offre aucune conséquence grave, seulement l'irritation constante causée par l'action de l'urine développe souvent des excoriations aux parties sexuelles, ou détermine vers les parties une de ces éruptions si communes chez les enfants, et qui se serait portée ailleurs. MM. Guersent père, et Jadelot, médecins de l'hôpital des enfants, ont fait une remarque importante dans la pratique de la médecine. C'est que chez les enfants affectés d'incontinence d'urine, l'éruption de la variole, de la varioloïde, de la rougeole, se manifestait d'abord autour des parties constammentbaignées par l'urine, et que le scrotum, la verge et les grandes lèvres étaient couvertes de pustules et de boutons avant qu'on en eût aperçu sur le reste du corps.

M. Guersent, que sa position médicale met à même de voir un grand nombre d'enfants, a fait les observations suivantes, qui doivent être appréciées par les médecins qui voudront s'occuper des maladies des voies urinaires.

1° La quantité d'urine rendue pendant le sommeil est, chez beaucoup d'enfants affectés ou non d'incontinence d'urine, plus considérable que pendant le jour.

2° La disproportion est quelquefois si grande, que des enfants qui ne rendaient que huit à seize onces d'urine pendant le jour, en fournissaient de trente à quarante pendant la nuit.

3° Que ces enfants reveillés six à sept fois la nuit, n'en inondaient pas moins leur lit avant leur réveil.

4° Que chez ces enfants l'urine est peu saline, ne stimule que très-faiblement le besoin d'uriner, et l'incontinence par conséquent est plus difficile à combattre.

5° Que tous les moyens qui les fortifient ou les excitent, diminuent la quantité d'urine, tandis que tous ceux qui les relâchent provoquent une sécrétion plus abondante de ce liquide, et sont susceptibles d'augmenter la disposition à l'incontinence. Ainsi une maladie fébrile suspend l'incontinence ; pendant sa durée, les urines sont colorées, plus stimulantes, il y a excitation générale. L'excitation cesse avec la maladie, la faiblesse qui en est la suite ramène l'évacuation involontaire de l'urine.

PROGNOSTIC.

D'après ce qui est relaté ci-dessus, on voit que l'incontinence peut être aussi souvent un accident, un résultat de lésions plus étendues et plus profondes qu'une affection primitive, dépendant d'un défaut d'action uniforme entre les parois musculaires de la vessie, et les muscles qui entourent son orifice.

Ainsi l'incontinence produite par des causes passagères devra, comme elles, disparaître promptement. Si les causes sont durables, les effets pourront se prolonger plus ou moins longtemps ou être incurables.

Celle des enfants se dissipe ordinairement vers l'âge de six à sept ans, quelquefois à l'époque de la puberté ou plus tôt; si malheureusement elle persiste après cette époque, elle est regardée comme incurable par tous les auteurs. A plus forte raison l'incontinence qui survient chez les adultes et chez

les vieillards est-elle rangée dans cette catégorie.
Cette opinion, généralement admise, augmente le
chagrin constant des individus atteints de cette infirmité dégoûtante, dont l'état est vraiment déplo-
rable, obligés de vivre en société, en raison de
l'odeur repoussante qu'ils répandent, de la malpro-
preté inévitable et des excoriations que le contact
de l'urine fait naître sur les parties qui en sont constamment imprégnées.

Je ne partage point cette opinion d'incurabilité
constante de l'incontinence d'urine. Les expériences
que j'ai faites, les observations que j'ai recueillies et
les succès que j'ai obtenus sur un grand nombre
de sujets appartenant à tous les âges, atteints d'incontinence essentielle ou symptômatique, de lésions traumatiques, ou de paralysie complète et incomplète de la vessie, m'ont permis de donner la
certitude que, dans un grand nombre de cas, on
peut débarrasser les malades de cette cruelle infirmité. Il sera facile d'en juger par la lecture des observations rapportées dans le chapitre du traitement
de cette maladie.

FRÉQUENCE DE L'INCONTINENCE D'URINE.

Cette maladie est beaucoup plus commune qu'on
pourrait le penser. On la rencontre chez un assez
grand nombre d'enfants, et il suffira d'interroger les
chefs d'institutions, les directeurs d'établissements

publics où sont réunis les enfants malades, les orphelins, les orphelines, les jeunes détenus, pour en obtenir la preuve. Les hospices et les maisons où sont reçus les vieillards, hommes et femmes, les maisons publiques et particulières où l'on réunit les aliénations mentales, en contiennent toutes dans une proportion malheureusement trop grande. Il est des provinces où elle est très-commune, la Bretagne et la Normandie, par exemple. Chaque année, à l'époque du recrutement de l'armée, on peut se convaincre combien de jeunes gens en sont atteints! Les conseils de révision, redoutant la supercherie et craignant d'avoir affaire à des hommes simulant cette maladie, envoient souvent dans les régiments un assez grand nombre de jeunes soldats impropres au service, et qu'on est forcé de renvoyer dans leurs foyers après avoir subi, soit dans leurs régiments, soit dans les hôpitaux, la surveillance la plus assidue pendant une année, et quelquefois davantage [1].

Ainsi cette infirmité existe à tous les âges de la vie: l'enfance, l'adolescence, l'âge viril et la vieillesse en offrent des exemples nombreux. Pour mon compte, j'ai traité quarante-deux individus atteints de cette

---

[1] Combien de fois, pendant la durée de mon service militaire, alors que j'étais attaché au service des hôpitaux du Val-de-Grâce et du Gros-Caillou, n'ai-je pas eu occasion de voir un grand nombre de ces jeunes soldats, soit aux hôpitaux, soit dans les régiments de la garnison, lors des visites d'inspection et de réforme.

maladie dans l'espace de deux années, répartis dans les quatre catégories suivantes:

Enfance , sexe masculin ,	8	sexe féminin ,	2
Adolescence,	—	9	—	3
Age mûr,	—	7	—	3
Vieillesse,	—	9	—	1
		33		9

Traités au dispensaire,	31	en ville,	11
Incontinence nocturne,	38		
— permanente ,	4		

Cette infirmité provenait des causes suivantes :

Abus des alcooliques, 3; abus des femmes, 3; masturbation, 1; fièvre grave, 2 ; catarrhe de vessie, 6; paralysie de vessie, 4 ; rétrécissement du canal, 8; sommeil profond, 12 ; blennorrhagie, 2 ; irritabilité de vessie, 1.

Ainsi cette maladie, tantôt essentielle, tantôt symptômatique , de lésion de la poche urinaire ou du canal de l'urètre , observée dans une proportion aussi grande dans un seul établissement de nouvelle création, est une preuve irrécusable du nombre des malades atteints de cette cruelle infirmité.

COROLLAIRES.

1° L'évacuation de l'urine dans l'état de santé ordinaire a lieu chaque fois que la vive contraction de la vessie, sollicitée par la présence de ce liquide, éveille le besoin, et que la résistance du sphincter et du col de la vessie cède par la volonté.

2° L'incontinence d'urine consiste dans l'écoulement involontaire de ce liquide qui, dans l'état normal, ne doit être évacué qu'à des intervalles divers et d'après un besoin senti et sous l'influence de la volonté.

3° L'incontinence dépend le plus ordinairement, ou de ce que la force expulsive de la vessie est augmentée, ou reste intégralement la même, tandis que la force de résistance est diminuée dans le col de la vessie et son sphincter, qui, dans l'état normal, l'emporte en énergie sur les fibres musculaires des parois de la poche urinaire, et maintient, pendant un certain temps, le liquide dans son réservoir.

4° L'incontinence est la maladie des enfants et des vieillards ; les adultes en sont moins souvent atteints.

5° Chez les vieillards, elle est fréquemment confondue avec la rétention d'urine par paralysie , dans laquelle l'urine s'écoule goutte à goutte par regorgement.

6° Dans la vieillesse, l'incontinence est souvent la conséquence de la paralysie simultanée de la vessie, de son col et de ses annexes.

7° L'incontinence n'a lieu chez les jeunes enfants, que parce que la contraction de la poche urinaire est si vive et si prompte, que l'urine s'échappe avant qu'ils aient été prévenus du besoin de l'expulser, et sans qu'ils puissent s'opposer à sa sortie.

8° Chez un certain nombre d'enfants, la sensation qui met en jeu la contractilité de la vessie est si faible, que cette fonction s'exécute facilement, sans le secours de la volonté, pendant le sommeil si profond et si impérieux, non-seulement pendant l'enfance, mais encore pendant l'adolescence.

9° L'incontinence est *complète*, quand le sphincter est paralysé, ou tellement relâché, que l'urine s'écoule à mesure qu'elle arrive dans son réservoir, sans contraction de la vessie; *incomplète*, quand le col résiste quelque temps à l'impression des liquides contenus dans la vessie; mais cependant elles sont expulsées par la contraction de ses fibres musculaires, sans que le malade puisse maîtriser ces évacuations, et sans que souvent il en ait la conscience.

10° L'incontinence est *idiopathique ou essentielle*, c'est-à-dire sans altération des organes génito-urinaires, et dépend d'une faiblesse directe, primitive ou accidentelle des organes destinés à résister à la déjection des urines ou à les contenir ; *congéniale* existant depuis la naissance ; *symptomatique* dépendant d'autres maladies ou d'altération du tissu des organes génito-urinaires.

11° Des moyens locaux doivent composer le *traitement principal* des maladies de vessie dans un très-grand nombre de circonstances.

12° Quand l'incontinence est la suite de maladies aiguës, elle cesse avec la cause qui l'a produite ; mais elle est grave et difficile à guérir et souvent incurable , quand elle est produite par des commotions violentes cérébrales ou des lésions de la moelle épinière.

13° L'incontinence est quelquefois chez les vieillards une conséquence du catarrhe chronique de la vessie ; il y a alors relâchement du sphincter.

14° L'incontinence est quelquefois produite par excès d'irritabilité de la vessie, qui peut être confondue avec une inflammation aiguë. Elle n'a lieu que chez les personnes nerveuses, irritables, et ayant déjà souffert de rhumatismes aigus.

15° L'incontinence nocturne est plus fréquente que la diurne ; il y a chez les personnes affectées de cette maladie , sensibilité moindre au sphincter et au col de la vessie, et affaiblissement de ces parties.

16° Le sommeil profond et lourd est une des causes les plus fréquentes de l'incontinence nocturne, depuis l'enfance jusqu'à l'adolescence.

17° Sous son influence, l'habitude vicieuse se

contracte, et devient souvent difficile à déraciner.

18° Une habitude contractée devient une seconde nature.

19° Quelle que soit son origine, lorsqu'elle a jeté de profondes racines et fortement modifié l'organisme, l'habitude a pris la place de la nature.

20° Quand les habitudes de l'économie sont très-anciennes, il arrive presque toujours que ni la raison ni la volonté n'en peuvent triompher.

21° Pour changer une habitude, il faut ordinairement opérer lentement et graduellement.

22° Plus un sujet est jeune, plus facilement on détruit les habitudes vicieuses; au contraire, plus elles ont duré longtemps, plus elles résistent aux moyens employés.

23° Les enfants atteints d'incontinence d'urine sont en général, lymphatiques, d'une constitution molle, scrofuleux ou rachitiques.

24° L'habitude de l'incontinence nocturne influe sur le moral des personnes atteintes de cette infirmité ; elles deviennent moroses, tristes, mélancoliques, et le facies prend un caractère particulier.

25° La quantité d'urine rendue pendant le sommeil est, chez beaucoup d'enfants affectés d'incontinence, plus considérable la nuit que le jour ; la disproportion est quelquefois si grande, que la différence est double ou triple.

26° Les enfants réveillés six à sept fois la nuit, n'en inondent pas moins leur lit avant leur réveil.

27° Chez ces enfants l'urine est peu saline, et ne stimule que faiblement le besoin d'uriner.

28° Tous les moyens qui les fortifient ou les excitent, diminuent la quantité d'urine ; le contraire a lieu par les moyens relâchants et affaiblissants.

29° L'incontinence d'urine produite par des causes passagères devra, comme elles, disparaître promptement.

30° Les causes sont-elles durables, les effets pourront se prolonger plus longtemps ou être incurables.

31° L'incontinence chez les enfants se dissipe ordinairement vers l'âge de six à sept ans, ou de onze à douze ans, quelquefois à l'âge de puberté. Quand elle persiste après cette époque, elle a toujours été regardée comme incurable.

32° L'incontinence d'urine nocturne est très-fréquente chez les enfants et les vieillards. Dans quelques provinces le nombre d'incontinences nocturnes et diurnes, est considérable dans l'adolescence.

33° L'opinion d'incurabilité constante de l'incontinence d'urine passé l'âge de puberté est une erreur.

TRAITEMENT

DE L'INCONTINENCE D'URINE.

D'après les considérations énoncées précédemment, il est facile de concevoir que le traitement de l'incontinence d'urine ne peut être le même pour tous les cas, et qu'il doit subir de nombreuses modifications. En effet, les causes sont très-variées, les âges différents, la susceptibilité de l'organe malade n'est pas la même, l'idiosyncrasie des sujets, qui déjà varie suivant les tempéraments, doit aussi être pris en considération ; les divers états du moral qui impriment aux constitutions tant de modifications, sont autant de motifs qui forcent le médecin à opérer des changements dans le traitement.

Par la liste publiée ci-dessous, des moyens employés et préconisés jusqu'à ce jour, il est facile de concevoir combien cette maladie est difficile à déraciner et à guérir. Ces documents prouvent jusqu'à l'évidence toute la sollicitude des médecins pour

débarrasser l'espèce humaine de cette cruelle infirmité ; ils sont loin d'être complets, car il m'eût fallu
consacrer beaucoup de temps pour rechercher tous
les noms des médecins qui se sont occupés de la
thérapeutique de cette maladie.

Bains froids par immersion, Dupuytren, 1812.

Bains froids de dix-huit à vingt degrés, MM. Guersent père, et Baudeloque, 1837.

Bains de mer, Unterwood, 1836.

Bains de pieds froids, Sœmmering, 1822.

Bains aromatiques, Lallemand 1836; Devergie aîné,
1837.

Bains ferrugineux, Tortual, 1829.

Application de douches, Sœmmering, 1822.

Frictions aromatiques, Sœmmering, 1822; Devergie
aîné, 1837.

Muriate d'or, Grœtzner, 1833.

Poudre de Dower, Bruck, 1834.

Ventouses sèches au perinée, Canin, 1826.

Teinture d'iode, Carter, 1828.

Pétrole, Feichtmayer, Michaelis, Rust, 1834.

Sabine et camphre, Horn, 1824.

Écorce astringente du Brésil, Merrem, 1828.

Créosote, Meyer, 1835.

Alun, Selle, Hertz, 1829.

Aconit, Greding, Howsipp, 1823 et 1825.

Cantharides en poudre, Leiger, 1781; Richter, Bau-
mes, 1809; Stoeller, Morillon, Diekson, Howshipp,
de 1829 à 1834 ; Devergie, 1837; Baudeloque, 1837.

Cantharides unies au rhus toxicodendron, Dierr, 1833.

Teinture de cantharides avec baume du Pérou, Koop, 1830.

Cantharides unies au fer, Lentin, Dreyssig, Koop Popta, Harless, 1829, et Meisser, 1835; Devergie, 1838.

Toniques sous diverses formes unis au fer, Guersent père, 1820; Mondière et Devergie aîné, 1838.

Quinquina, alun et eaux gazeuses, Hulme, 1802.

Injections d'eau de chaux, Foot, 1804; Rogel, 1824.

Injections froides, Foot, 1804; Devergie, 1835.

Injections émollientes, Troja, Sœmmering, 1822.

Injections d'eau végéto-minérale, Goulard, 1786; Devergie, 1837.

Injections de teinture de cantharides, Devergie aîné, 1837.

Injections balsamiques, Devergie aîné, 1835.

Injections et applications de teinture de cantharides dans l'urètre, Lair, 1836.

Noix vomique, Mauricet, Magendie, Trousseau, Schaible, Mondière, Deslandes, Devergie, de 1832 à 1838; Cherchiari, 1838.

Vésicatoires sur la région lombaire, Diekson, Latt, Devergie aîné.

Compression de l'urètre avec une bougie fixée sous l'urètre, Hyslop, 1815.

Compresseur de l'urètre, Labat 1834; Devergie, 1838, et autres.

Mesembryanthemum cristallisatum, Wenot, 1822.

Tanin Godard, 1837.

Quassia amara uni aux toniques, à *la noix vomique et au fer ;* Romangé, 1839.

Electricité, galvanisme, electro-puncture, Labat, Fabré-Palaprat, 1837 ; Devergie, 1838.

Le traitement de l'incontinence d'urine doit être approprié aux causes qui produisent et entretiennent cette maladie ou infirmité; nous avons vu ces causes très-variées, et constituer deux divisions bien distinctes d'incontinence d'urine.

PREMIÈRE DIVISION.

Incontinence d'urine par suite de lésions ou d'altération de tissu des organes qui servent à contenir les urines, ou à les rejeter au dehors.

DEUXIÈME DIVISION.

Incontinence sans altération des organes, dépendant seulement de la lésion des propriétés vitales des organes urinaires ou de leurs fonctions, c'est-à-dire incontinence dépendant d'une faiblesse directe, primitive ou accidentelle des organes destinés à contenir les urines ou à les rejeter au dehors.

Toutes les causes qui déterminent l'incontinence d'urine de la première division (voir page 6) agissent sur le col de la vessie et son sphincter et sur la glande prostate ou sur la vessie elle-même. Ces diverses lésions produites sont presque toujours incurables et au-dessus des ressources de l'art. Ainsi toute notre science échouera toujours quand les causes ci-dessous auront produit l'incontinence:

1° Le développement de tumeurs fongueuses ou de concrétions engagées ou développées dans le col de la vessie et dans la prostate;

2° Les ulcères de ces parties;

3° Les cancers de l'utérus ou l'engorgement squirrheux de cet organe, comprimant ou ulcérant le col de la vessie;

4° L'épaisissement des parois de la vessie, qui ne peuvent plus se contracter et laissent échapper l'urine au fur et à mesure qu'elle arrive par les urètres.

La chirurgie, par ses procédés opératoires, pourra quelquefois réussir à faire cesser les désordres qui résultent :

1° De plaies non cicatrisées et fistuleuses du col de la vessie et de la prostate après le déchirement des parties dans l'extraction des calculs urinaires par la taille sous-pubienne;

2° De plaies pénétrantes dans la vessie ou de sa perforation par abcès fistuleux, communiquant avec le vagin ou le rectum.

La cautérisation, la méthode des injections vésicales et les divers procédés qui s'y rattachent, pourront dans un certain nombre d'occasions rémédier:

1° A l'affaiblissement du col de la vessie ou du canal de l'urètre chez la femme après l'extraction d'un calcul, soit par dilatation ou incision ;

2° A l'affaiblissement ou paralysie par suite d'une dilatation trop forte des canaux trop étroits dans la lithotritie. En effet, la cautérisation faite légèrement avec le porte-caustique urétral, chargé de nitrate d'argent sur le col de la vessie et la portion prostatique de l'urètre, modifie la vitalité morbide de ces tissus, donne du ton à tout le système, resserre les orifices des vaisseaux, et fait cesser souvent en peu de temps les désordres ci-dessus relatés.

La deuxième division des incontinences d'urine, qui comprend les incontinences essentielles ou congéniales ou idiopathiques, et les symptomatiques, renferme encore un certain nombre de ces maladies auxquelles nous ne pouvons opposer que des moyens palliatifs, des secours peu efficaces, mais aussi nous avons obtenu des succès non constatés par la méthode des injections dans une partie de ces affections jusque-là regardées comme incurables. C'est surtout dans les incontinences essentielles et celles consécutives aux maladies du rachis (colonne vertébrale) et autres de ce genre que nous avons opéré avec le plus de résultats avantageux.

TRAITEMENT

DE L'INCONTINENCE D'URINE SYMPTOMATIQUE.

1° Chaque fois que l'incontinence surviendra pendant le cours des maladies aiguës, compliquées d'affaiblissement du système nerveux, de stupeur, de coma, pendant les accès dangereux d'une fièvre

intermittente pernicieuse, les congestions apoplectiques, l'ivresse forcée, la médecine sera impuis-
sante pour la guérir. Ce symptôme sera toujours un
signe de gravité désespérant, et témoignera constamment du danger que courent les malades. Elle
cessera ordinairement d'elle-même si la nature et
une médication convenable peuvent surmonter les
accidents graves existants, et pendant toute sa durée
on n'aura d'autre moyen à opposer que le cathétérisme réitéré aussi souvent qu'il sera nécessaire pour
faire cesser la distension de la vessie et l'issue des
urines par regorgement ; plus l'application d'une
sonde à demeure fermée à volonté pour donner
issue aux urines.

Cependant, si l'incontinence persistait après la
convalescence, on la ferait facilement cesser par les
moyens suivants :

1º Des frictions spiritueuses aromatiques sur la
région hypogastrique (bas-ventre) au perinée et à la
partie interne des cuisses employées trois fois le jour;

2º Des rubéfiants légers, c'est-à-dire employés instantanément au-dessus du pubis, ou promenés sur
la partie interne des membres inférieurs : tels que
la pommade ammoniacale de Gondret, les vésicatoires volants pendant quatre à cinq heures, etc.;

3º Les injections de la vessie comme elles seront
indiquées plus loin;

4º Les bains aromatiques simples ou composés.

Le même traitement devra être suivi si l'incontinence persistait après le rétablissement complet ou partiel des symptômes d'une vive commotion cérébrale.

Je ne parle pas ici de l'incontinence accompagnant les syncopes, les convulsions, les accès d'épilepsie portés à un haut degré, parce qu'elle n'exige aucun traitement et cesse avec la cause qui l'a produite ; mais je dois m'arrêter sur celle qui est la conséquence d'une lésion de la moelle épinière.

Ces lésions de la moelle épinière consistent, soit dans un ébranlement ou une commotion, soit une contusion ou blessure de cet organe, ou de ses enveloppes, et sont toujours consécutives à une chute sur le sacrum ou sur la colonne rachidienne; soit encore dans une inflammation aiguë, ou plus souvent chronique d'un des points de cet appareil nerveux. Quel que soit l'un des accidents énoncés ci-dessus qui existe, toujours est-il que les nerfs qui prennent naissance à l'endroit de la moelle épinière malade et quelquefois au-dessus, et presque toujours au-dessous, participent de l'affection morbide, et les organes où ils portent ordinairement le sentiment éprouvent une diminution d'action dans leurs fonctions. Ainsi, suivant la gravité des symptômes de la moelle épinière, il survient dans les parties sous-jacentes, engourdissement, paralysie complète ou incomplète. C'est ainsi que dans une forte chute sur le rachis à la région lombaire ou à la partie inférieure de la région dorsale, on remarque instantané-

ment résolution des membres inférieurs et paralysie
immédiate de la vessie ou du rectum. Il en résulte
une rétention ou incontinence d'urine. L'incontinence dans ces cas était souvent par regorgement
et non essentielle, comme on serait tenté de le croire.
M. le docteur B. . . . . médecin anglais, a avancé
dans un mémoire inséré dans la *Gazette médicale*
(septembre 1838), qu'à la suite des lésions traumatiques de la colonne épinière, il survient le plus
souvent une inflammation de la vessie, et non une
paralysie. On remarque effectivement, peu de temps
après les lésions graves de la colonne épinière, une
inflammation catarrhale de la vessie, avec issue par
la sonde de flocons muqueux ou mucoso-purulents
d'urines fétides, fortement colorées; mais cette
phlegmasie et celte abondante sécrétion morbide
catarrhale est plutôt due au séjour prolongé de
l'urine dans la poche urinaire, où elle acquiert des
qualités malfaisantes, âcres et irritantes, par un séjour prolongé, et qui par sa présence irrite et enflamme la muqueuse avec laquelle elle est constamment en contact. Cette manière d'envisager le résultat
des lésions de la moelle me paraît le plus vraisem-
blable, et j'ai été à même de constater cette vérité
sur deux malades ayant fait des chutes graves sur
la région lombaire.

PREMIÈRE OBSERVATION. Un peintre en bâtiments
réparant l'intérieur de l'église de Clichy (1837) sur

un échafaudage peu solide, tomba sur le pavé de trente-cinq à quarante pieds de haut. La région lombaire porte violemment sur le tranchant d'une marche du chœur, les pieds avaient heureusemeut touché le sol les premiers, et la tête, arrivant la dernière, n'éprouva qu'une commotion modérée, sans perte de connaissance complète, accompagnée de quelques contusions. Une douleur vive se manifesta à la région lombaire, dans l'abdomen, et il y eut impossibilité de remuer les membres inférieurs, les urines ne coulèrent plus, et vingt heures après l'accident, le blessé néprouvait aucun besoin d'uriner, quoique le ventre fût distendu. Il y avait trente heures que la chute avait eu lieu quand je vins près du malade. Il avait été saigné, se plaignait beaucoup de son ventre, distendu par des gaz et douloureux au toucher ; les urines coulaient continuellement et goutte à goutte et sans douleur ; il ne pouvait exécuter aucun mouvement, et un engourdissement avec picotement dans les pieds se faisait sentir. Deux ventouses scarifiées sur les lombes, répétées trois fois le jour, trente sangsues sur le ventre et des cataplasmes calmèrent les accidents survenus. Une sonde introduite dans la vessie fit évacuer uue grande quantité d'urine, et confirma mon opinion que la vessie ne se vidait pas, et que l'incontinence n'était que le résultat de la réplétion par rétention.

Le lendemain, même phénomène pour la vessie ;

mucosités en plus grande quantité, recours à la sonde, même résultat.

Le troisième jour, croyant faire cesser cet état de la vessie, j'injecte un liquide légèrement irritant. Quelques minutes ensuite, le malade ne peut les supporter, et je suis forcé, pour calmer la douleur, de recourir aux injections adoucissantes. Bientôt des mucosités abondantes surviennent ; une sonde à demeure évite le séjour de l'urine dans la vessie enflammée. Après quinze jours de traitement général et local, tous les symptômes d'inflammation du ventre, de la vessie, furent dissipés, les membres reprirent peu à peu le mouvement, et après un mois de l'usage des béquilles, le blessé put marcher seul.

Deuxième observation. M. B...., fabricant de chaux à M. (quinze lieues de Paris), en visitant le sommet de ses fours à chaux, et aveuglé par la fumée, se laissa choir dans l'un d'eux, heureusement vide, en septembre 1837. Il fit une chute de vingt pieds de haut, et en tombant, la région lombaire porta sur une crête saillante formée par le bord des briques. La tête porta peu ; la commotion fut telle, que M. B. perdit connaissance, et en même temps le mouvement et la sensibilité des membres inférieurs ; une large saignée fut pratiquée. L'insensibilité était portée à un tel point, qu'on lui *brûla fortement toute la plante des pieds* avec des briques trop chaudes, placées dans l'intention de réchauffer les pieds

devenus froids, et rappeler la chaleur générale consi-
dérablement diminuée, sans que le malade s'aper-
çût de ces brûlures profondes avec larges phlictènes,
qui étaient à peine cicatrisées deux mois après l'accident.

J'arrivai près du blessé quarante heures après
son malheur. Il se plaignait d'une vive douleur sur
la portion rachidienne de la région lombaire, le
membre droit ne pouvait exécuter aucun mouvement ; le gauche avait encore un peu de sensibilité,
le pouls était accéléré, la vessie était distendue, sans
que le malade éprouvât l'envie d'uriner, et l'urine
sortait en petite quantité par regorgement. La sonde
donna issue à une grande quantité d'urine forte en
odeur ammoniacale, fétide, et beaucoup de mucosités épaisses s'écoulèrent (prescription, saignée, ventouses sur le rachis et environs, à répéter fréquemment ; boisson rafraîchissante , sangsues vers les
régions lombaires et hypogastriques ; application
de la sonde chaque douze heures au plus tard ; cataplasmes sur la région lombaire, lavements purgatifs). A ma deuxième visite, quarante-huit heures
ensuite, le blessé est dans le même état, plus un
gonflement à la région lombaire ; le rachis est tu-
méfié et douloureux. Le malade n'avait point été
sondé, sous prétexte que les urines coulaient seules.
Il sort par la sonde une urine fétide, chargée de
glaires purulentes et sanguinolentes en grande abon-
dance; des injections sont faites pour nettoyer la

vessie. J'apprends au malade à faire usage de la sonde Mayor pour vider sa vessie matin et soir, et éviter l'incontinence par regorgement. Il n'éprouve aucune sensation témoignant le besoin des évacuations alvines et vésicales ; les matières fécales s'échappent involontairement. On continue les injections calmantes ; le catarrhe vésical diminue d'intensité, mais l'état de la colonne vertébrale et des membres ne s'améliore pas (frictions mercurielles, vésicatoires volants, frictions aromatiques sur les membres). Le malade revient à Paris en novembre. Après un mois de traitement le malade peut se soutenir sur ses membres et marcher difficilement avec des béquilles ; mais ne recouvre pas l'usage des fonctions de la vessie et du rectum. Il prévient l'évacuation involontaire des matières fécales par un lavement pris chaque matin. Des escarres se forment à la peau près l'anus. Les frictions mercurielles, des cautères, la strichnine en pansement, les bains aromatiques et de Baréges améliorent beaucoup la position du malade, la vessie reprend peu à peu ses fonctions, mais non l'anus. Les injections vésicales ont consisté en substances émollientes et narcotiques d'abord, puis toniques ; mais le baume de copahu n'a pu être supporté qu'à la dose d'un gros chaque fois : à dose plus forte, il excitait de la douleur.

Huit mois après, le malade marcha sans béquilles à l'aide d'une canne. Le gonflement osseux du rachis a peu à peu cédé au traitement employé. Depuis il est encore survenu divers accidents, tels qu'abcès au pourtour de l'anus, où la peau est encore insensible, quelques escarres. La vessie est revenue à son premier état, c'est-à-dire que le malade urine à volonté, mais le jet est lent. Aujourd'hui, après vingt-sept mois de soins, de bains aromatiques, toniques, sulfureux, iodés, la marche, quoique plus assurée, est toujours vacillante, les fonctions digestives et vésicales se font bien ; mais la défécation, restée involontaire pendant deux années, s'est entièrement rétablie. Les environs de l'anus sont froids, insensibles ; la peau des fesses avoisinant l'anus est toujour ulcérée, sans beaucoup de vitalité, tandis que les organes génitaux ont repris force et vigueur sous l'influence de bains et frictions aphrodisiaques et aromatiques.

Ces deux observations confirment qu'il y a réellement inflammation de la muqueuse de la vessie, par suite de la rétention d'urine prolongée, tandis qu'il existe affaiblissement de la contractilité du tissu musculaire, faiblesse, atonie, qui facilite l'amas de l'urine dans la cavité vésicale, et qui devient ainsi cause de tous les accidents observés dans l'appareil urinaire.

Dans les lésions traumatiques de la moelle épinière, ou dépendantes d'autres causes, telles que l'abus des plaisirs de l'amour, les excès de boissons, etc., etc.; la poche urinaire éprouve toujours un

affaiblissement , une paralysie complète ou incomplète, d'où résulte rétention d'urine , puis incontinence. On peut réduire aux propositions suivantes
les accidents qui surviennent à la vessie :

1° La commotion de la moelle épinière par l'effet
des chutes sur le dos, où le bassin occasionne presque
toujours la paralysie de la vessie ou la rétention
d'urine;

2° La paralysie de la vessie survient également
dans les luxations et les fractures des vertèbres dorsales et lombai res;

3° L'incontinence d'urine n'a lieu dans ces cas
que par regorgement;

4° L'insensibilité et la faiblesse des membres inférieurs accompagnent presque toujours la paralysie
de la vessie , dépendants de la lésion de la moelle
épinière ou de ses nerfs;

5° Il y a souvent complication de paralysie complète ou incomplète du rectum, ou constipation opiniâtre, ou évacuation involontaire des matières fécales;

6° L'affaiblissement porte également sur la verge,
les testicules et les vésicules séminales, d'où résulte
souvent défaut d'érection , impuissance ou pertes
séminales, ou spermatorrhée nocturne et diurne.

Le traitement doit donc varier suivant les symptômes existants , et les mêmes moyens curatifs ne
peuvent convenir dans tous les cas.

¹ Voir Chopart Morgagni.

Mais comme l'incontinence n'est ici que secondaire, il faut faire coïncider le traitement de la lésion
de la moelle épinière avec celui de la vessie.

On ne peut tracer dans les plus grands détails le
traitement à faire dans ces deux affections graves
en elles-mêmes; mais seulement indiquer les moyens
généraux à employer. C'est au médecin à juger ceux
qui sont le mieux appropriés et les plus convenables
suivant le degré d'altération de la sensibilité du malade, son tempérament, son idiosyncrasie, etc.

Souvent consulté pour remédier à des incontinences d'urine, suite d'affaiblissement des organes urinaires, survenu sous l'influence des causes énoncées
ci-dessus, voici les moyens thérapeutiques que j'emploie avec le plus de succès.

MOYENS THÉRAPEUTIQUES EXTÉRIEURS.

1° *Ventouses sèches* souvent et longtemps répétées
le long de la colonne épinière et principalement sur
les régions dorsales et lombaires et sur le trajet des
nerfs sacrés. Ainsi deux ventouses matin et soir et
laissées en place pendant une demi-heure ou trois
quarts d'heure [1].

[1] Pour éviter les brûlures de la peau, qui arrivent souvent en
appliquant les ventouses avec du papier ou des étoffes enflam-
mées, et qui amènent de la répugnance de la part du malade pour
ces excellents moyens, je me sers d'une petite mèche de coton
tressé, fixée avec de la cire à cacheter sur un morceau de carte.

2° *Frictions spiritueuses aromatiques* sur les reins, les fesses, le bas-ventre, le périnée, la partie interne des cuisses, répétées matin et soir[1].

3° *Douches aromatiques* avec une forte décoction d'herbes aromatiques : *Toniques*, avec décoction de plantes amères, de quinquina, dans laquelle on ajoute à volonté la teinture de cantharides[2], 8 à 16 grammes.

4° *Douches ferrugineuses*. Trop connues pour en donner la composition.

5° *Douches iodées* avec l'iode et l'hydriodate de

On imbibe légèrement la mèche d'esprit de vin ou d'eau de Cologne, puis on applique sur la peau le côté de la carte opposé à la mèche, après l'avoir préalablement mouillé. Elle adhère suffisamment à la peau : on allume la mèche, et on place *promptement* la ventouse. De cette manière la chaleur n'a point le temps de devenir assez vive pour altérer la peau, et la même mèche peut servir longtemps.

[1] Elles se composent avec les teintures de savon, de quinquina, de cantharides, de benjoin, auxquelles on ajoute les essences de cannelle, de girofle, de thym, de lavande, et quelquefois de musc. Les proportions de ces diverses substances actives varient suivant le besoin et l'effet produit. C'est au médecin à les formuler. Ce composé est plus agréable dans son emploi que les liniments huileux, et jouit de l'avantage de ne point salir le linge.

[2] Les douches peuvent se donner facilement, chez les malades, avec un appareil fort simple, composé d'un seau suspendu à 12 à 20 pieds de hauteur, suivant qu'on veut obtenir un jet plus ou moins fort, et au fond duquel on adapte un tuyau de plomb, de ferblanc, ou de cuivre, terminé par une lance ou un arrosoir.

potasse, dissous dans l'eau, depuis 4 décigrammes (8 grains) par chaque par pinte jusqu'à 4 grammes (1 gros).

6° *Vésicatoires volants larges* avec les cantharides finement incorporées dans l'emplàtre, suivant la mé·thode dite anglaise, promenés sur les régions dorsales, lombaires, les fesses, le bas-ventre, laissés en place de huit à dix-huit heures, et qu'on ne fait pas suppurer. On emploit également l'éther cantharidé.

7° *La strychnine* employée par la méthode endermique, c'est-à-dire à l'aide de petits vésicatoires de la grandeur d'une pièce de cinq centimes, faits avec la pommade ammoniacale de Gondret. On applique sur la peau dénudée un huitième de grain de strycchine, maintenu par du sparadrap et qu'on renouvelle matin et soir, en augmentant successivement la dose jusqu'à un demi grain chaque fois, suivant l'effet produit.

8° *Bains composés* soit de Baréges, aromatiques, iodés, de mer factice, ferrugineux. Ces bains se composent d'après les formulaires pharmaceutiques en usage [1].

9° *Bains de vapeurs, sèches* variant de composition suivant les indications.

10° *L'electricité*, mais de préférence le *galvanisme* ou l'*électro-puncture*.

---

[1] Voir particulièrement les formulaires nouveaux de MM. Foy et Bouchardat, 1840.

MOYENS THÉRAPEUTIQUES INTÉRIEURS.

1° *Noix vomique et strychnine.* Ces deux moyens ont été vivement préconisés, et ont une action puissante sur la moelle épinière. On en obtient souvent des effets remarquables ; mais il faut agir avec prudence dans l'administration de ces médicaments énergiques. Je les prescris, unis, à l'oxyde noir de fer à la dose de 4 décigrammes (8 grains), pour vingt-quatre pilules à prendre trois par jour à divers intervalles. Quelquefois je les administre avec le rob de sureau.

2° *Cantharides.* Moyen difficile à manier et dangereux à employer. Cependant, en le formulant et le prescrivant de la manière suivante, on n'aura pas à redouter ses effets délétères ou toxiques.

Prenez : cantharides porphyrisées, 3 décigrammes (6 grains) ; extrait de bourrache, 8 grammes (2 gros) ; faire vingt-quatre pilules, en prescrire de une à trois par jour, toujours une par une, suivant l'âge et la force du sujet. Exemple : une pour les enfants de six à dix ans ; deux pour ceux de dix à quinze, et trois au-dessus de cet âge.

3° *Vin ferrugineux.* Je me sers avec avantage de la formule indiquée par M. le docteur Mondière, composée de quinquina rouge, de gentiane, camomille et de sous-carbonate de fer, infusés dans le vin blanc ; j'y ajoute parfois les sommités de centaurée.

4.° *Pilules purgatives aloëtiques*. Leur emploi est nécessité par la constipation habituelle dépendant de la
diminution de vitalité de l'intestin rectum. Je n'y ai
recours que lorsque la graine de moutarde blanche,
moyen plus doux, ne suffit pas pour procurer les
garderobes et que les lavements ne réussissent pas.

5° *Les eaux minérales fortifiantes et martiales*, telles
que les eaux de Vichy, celles de Passy, de Forges,
Bourbon-l'Archambault, Dinan, etc.

6° *Les eaux de Seltz*, de Contrexeville, de Pougues,
conviennent également à certains malades; elles se
prennent pures ou mitigées, seules ou avec le vin,
aux heures des repas.

7° *Lavements excitants et toniques*. Sont recomman-
dés assèz souvent pour ranimer l'action affaiblie des
gros intestins et solliciter leurs fonctions. Souvent ils
réussissent mieux que les purgatifs dans certaines
circonstances, que le médecin seul peut bien apprécier; ainsi, plantes et racines amères et toniques,
tels que gentiane, centaurée, quinquina, camomille à haute dose.

8° *Sirop dépuratif amer*. Lorsque quelque affection
dartreuse répercutée ou quelque autre maladie de
peau supprimée, peuvent compliquer et aggraver
les maux existants, ou qu'une de ces éruptions existe
simultanément, je prescris ce sirop à la dose de deux
à six cuillerées à bouche par jour progressivement [1].

---

[1] Ce sirop, que j'emploie depuis 1808 avec un grand succès

9° *Chocolat aphrodisiaque*, composé de chocolat, gingembre, vanille, teinture de cantharides, essence d'ambre, de cannelle, girofles, et musc dans des proportions variables, suivant la constitution et la force des individus, et surtout suivant le degré d'irritabilité de l'estomac.

10° *Seigle ergoté*. S'emploie en infusion à l'eau bouillante, 2 grammes (18 grains) pour 190 grammes (6 onces) d'eau en une seule dose le matin ; on augmente la dose de 25 centigrammes (5 grains), tous les quatre à cinq jours, suivant l'effet produit. Ce médicament doit être administré avec prudence et surveillé par un médecin, car comme la strychnine, il est très-actif.

11° *Injections vésicales*. Les deux observations rapportées page 42, indiquent déjà que les injections émollientes et narcotiques doivent toujours précéder l'emploi de celles qu'on pourra rendre à volonté toniques, astringentes, balsamiques, mais qu'on n'emploiera qu'autant qu'on se sera assuré de la susceptibilité de la vessie et de leur nécessité ; car

dans les affections chroniques, dartreuses ou syphilitiques, et en général dans toutes les maladies de peau, se compose, par parties égales de gayac, de douce amère, de racines de patience et de bardane, de saponaire et de fumeterre, de chaque un kilogramme (deux livres), eau, quinze kilogrammes (trente livres) ; faire une décoction et réduire à consistance nécessaire pour faire un sirop, avec sucre et miel, quantité suffisante, et en y ajoutant feuilles de séné 250 grammes (huit onces).

beaucoup de malades guérissent avec des injections légèrement toniques ou balsamiques. (Voir page 64 leur composition.)

Quelques observations de maladies ne seront pas inutiles pour servir de guide et confirmer les préceptes indiqués.

PREMIÈRE OBSERVATION. Commotion de la partie inférieure de la moelle épinière, suite d'une chute sur le coccix ; paraplégie (paralysie des membres inférieurs) incomplète, incontinence d'urine, persistant après la guérison de la paraplégie. Traitement par le galvanisme, cure radicale.

Mlle C..., âgée de dix-neuf ans, d'une constitution mixte lymphatique et nerveuse, ne jouissant pas d'une énergie organique très-forte, fit une chute sur le coccix, qui produisit une douleur vive avec commotion et ébranlement jusqu'au cerveau. A la douleur succède un engourdissement dans les membres inférieurs, une diminution de chaleur et une difficulté extrême dans les mouvements, accompagnés d'un fourmillement constant dans les pieds, et d'une impossibilité réelle de retenir les urines. Déjà, avant l'accident, le sphincter remplissait ses fonctions mollement, et l'urine s'échappait avec facilité sous l'influence d'une émotion légère.

Un traitement rationnel est employé, et après six semaines, Mlle C... avait recouvré l'usage de ses membres inférieurs ; la marche éprouvait bien quelques difficultés, mais l'excrétion des urines avait lieu presque continuellement, et cette infirmité jetait le désespoir dans l'âme de cette jeune personne, qui se voyait vouée à un malheur constant. Le galvanisme fut appliqué avec un plein succès, au moyen de deux aiguilles implantées, l'une sur les reins et l'autre à l'hypogastre, qui conduisaient le fluide. Peu de séances suffirent pour obtenir une guérison assurée, qui depuis deux années ne s'est pas démentie. La vessie a repris plus de force qu'avant la maladie, et cette demoiselle est entièrement débarrassée de craintes trop fondées, que le galvanisme a fait disparaître.

(Observation communiquée par M. le docteur Labat.)

DEUXIÈME OBSERVATION. Paraplégie ou paralysie incomplète des membres inférieurs, suite d'excès dans les plaisirs de l'amour et de la table; incontinence incomplète d'urine; impuissance.

M. M..., âgé de quarante-cinq ans, ayant beaucoup voyagé et abusé d'un tempérament fort et vigoureux, adonné aux femmes et à la table, se maria à trente-cinq ans, et vit peu à peu les forces viriles diminuer en même temps qu'il ressentait de légères douleurs dans la région lombaire, surtout lors des moments de cohabitation. Il ne porta pas une attention sérieuse à ces accidents, qu'il attribuait à des douleurs rhumatismales anciennes. Après deux années d'existence, l'affaiblissement augmentant sensiblement, il réclama les soins d'un médecin; mais il employa vainement beaucoup de moyens sans arrêter les progrès de ce mal.

Après dix années du début de cette maladie, il était dans l'état suivant quand il me consulta.

Marche difficile et à l'aide d'un béquillon; presque impossibilité de monter les escaliers; piccotements presque continuels sous la plante des pieds; roideur fréquente des membres inférieurs avec douleurs le long du trajet des nerfs sciatiques lors des variations de température;

douleurs dans la région des reins, érections rares et peu soutenues ; affaiblissement progressif dans l'éjection des urines porté parfois jusqu'à l'évacuation involontaire, et très-souvent à l'incontinence nocturne ; les urines sont souvent noirâtres, bourbeuses et fétides, d'autres fois plus claires et glaireuses ; une constipation opiniâtre existe et ne cède qu'aux purgatifs. Le malade était devenu triste et morose et dégoûté d'une vie si triste, à laquelle il ne voyait aucune amélioration possible. Un traitement externe et interne fut combiné avec les injections vésicales émollientes et narcotiques, les bains de Barèges, les frictions aromatiques spiritueuses, le vin amer ferrugineux, la strychnine, les ventouses sèches, les douches, les pilules purgatives. Après un mois de traitement et d'usage de la sonde trois fois le jour, les voies urinaires éprouvèrent une amélioration notable, caractérisée par la diminution dans la douleur des reins et la cessation des urines noirâtres et bourbeuses. L'incontinence nocturne cessa bientôt après pour ne plus reparaître. Ce ne fut qu'après le troisième mois que le malade s'aperçut qu'il avait plus de force dans les membres inférieurs, que la marche était moins vacillante, plus assurée, les douleurs sciatiques moins vives, et que la roideur diminuait également insensiblement.

Six mois sont déjà écoulés depuis le commencement du traitement ; le malade n'a eu qu'à se féliciter de l'avoir suivi avec persévérance ; car s'il n'a pas recouvré le libre exercice de ses membres, ni la faculté d'aller librement à la garde-robe, au moins son état est tellement amélioré, que la vie n'est plus pour lui un véritable fardeau. En effet, les douleurs de reins sont entièrement disparues, le catarrhe vésical n'existe plus, et la vessie est l'organe qui a repris entièrement ses fonctions. Les signes non équivoques d'impuissance ont cessé, et la virilité a reparu avec toutes ses attributions; mais seulement le retour aux exercices des organes génitaux n'est permis que mensuellement pour ne pas enrayer une cure si difficile et si heureuse non encore terminée. J'ai engagé le convalescent à persévérer dans l'emploi des moyens de traitement encore une année entière ; car il ne faut pas oublier que l'affection morbide grave dont il était atteint datait de dix années.

TROISIÈME OBSERVATION. Soixante-dix ans; paralysie de vessie, suite d'excès en femmes et en boissons; rétention d'urine; incontinence par regorgement; catarrhe vésical; traitement par les sondes et les injections émollientes, narcotiques et excitantes. Guérison.

En septembre dernier, je fus appelé, près Paris, pour donner mes soins à un homme âgé de soixante-dix ans, ayant conservé jusqu'alors une force physique assez remarquable, dont il abusait parfois en se livrant trop fréquemment aux plaisirs sexuels et à ceux de la bouteille. Il est pris tout à coup, à la suite d'un excès des deux genres, d'une rétention d'urine avec vives douleurs, en s'efforçant inutilement de rendre ses urines. Un médecin appelé essaya en vain, une quinzaine de fois, d'introduire une sonde; il irrite et fatigue le canal, qui répand une assez grande quantité de sang; une inflammation vive et générale se déclare ; des vomissements bilieux surviennent. En douze jours, on pratique une saignée, trois applications de sangsues, on ordonne force bains et bains de siége. Le malade n'urine que par regorgement et toujours avec de vives douleurs : et malgré que l'abdomen soit douloureux, l'hypogastre tendu et sensible au toucher, on ne recourt point à la sonde. Un gonflement œdémateux dans tout le membre inférieur gauche survient avec menace d'un abcès vers la partie inférieure et interne de la cuisse; langue sèche et fuligineuse; soif vive.

J'introduis assez facilement une sonde numéro quatre dans la vessie, et en retire deux litres d'urine fétide, colorée, avec la précaution d'évacuer en plusieurs fois pour éviter les douleurs vives qui surviennent ordinairement quand on vide en une seule fois la poche urinaire.

Une sonde à demeure est fixée, et laisse écouler des matières muqueuses, bourbeuses, fortement odorantes, et dénotant un catharre vésical; des injections émollientes, répétées trois fois le jour, calment en huit jours cet état inflammatoire. Dans le même temps, le numéro dix est introduit.

J'apprends au malade à se servir des sondes Mayor, n. 1 et 2; des injections avec l'eau d'orge et la belladone succèdent aux émollientes; quatre fois par vingt-quatre heures la sonde est introduite, les urines redeviennent limpides; le malade essaie, mais vainement, de rendre ses urines sans le secours de la sonde. En un mois tous les accidents généraux avaient disparu, l'appétit était revenu, les forces renaissaient, la leuco-phlegmasie (gonflement œdémateux) du membre inférieur gauche diminuait sous l'influence d'un exercice modéré.

J'abordais alors les injections excitantes (deux onces d'eau d'orge et cinq gouttes de teinture de cantharides deux fois le jour); on augmenta successivement d'une goutte à chaque injection, et le malade, après quinze jours, vint m'apporter l'heureuse nouvelle qu'il rendait seul ses urines sans le secours de la sonde. Je fis encore continuer les mêmes injections pendant quinze jours, sans augmenter la dose de teinture de cantharides, et le malade, aujourd'hui 20 janvier 1840, est entièrement rétabli d'une maladie grave, conséquence naturelle de soins mal administrés, lorsque la rétention d'urine survint.

Voila déjà un exemple ou le traitement local a suffi pour obtenir guérison radicale, et confirme le précepte donné par Sœmmering que le *traitement des maladies de vessie doit principalement consister dans le traitement local.*

J'ai anticipé par cette observation sur le traitement de l'incontinence d'urine, dite idiopathique ou essentielle, mais elle appartenait également aux lésions générales de l'innervation produite par les excès, et les symptômes graves dont cette maladie de vessie fut accompagnée, justifient complétement cette classification.

TRAITEMENT DE L'INCONTINENCE D'URINE
ESSENTIELLE, IDIOPATHIQUE, CONGÉNIALE.

Ma tâche devient plus facile, et c'est ici que je puis accumuler les preuves non équivoques, que le traitement local par la méthode des injections, est d'un avantage incontestable, et souvent le principal moyen de guérison, soit dans l'enfance, soit dans l'adulte, soit chez le vieillard.

En parlant de la fréquence de l'incontinence d'urine, j'ai énoncé dans l'énumération des quarante-deux individus traités de 1835 à 1838, soit au dispensaire, soit en ville, dix causes principales de cette maladie qui sont en effet les plus fréquentes.

Tels que : 1° l'abus des alcooliques ; 2° l'abus des plaisirs de l'amour ; 3° la masturbation portée à l'excès ; 4° les malades graves ; 5° le catarrhe de vessie ; 6° la paralysie de vessie ; 7° les rétrécissements du canal ; 8° le sommeil profond ; 9° la blénnorrhagie (inflammation du canal avec écoulement) se propageant jusqu'à la vessie ; 10° l'irritabilité de la vessie. Depuis ce temps, j'ai donné des soins à dix nouveaux malades, huit du sexe masculin et deux du sexe féminin. Six garçons, deux hommes, une fille et une femme.

Toutes les causes énoncées ci-dessus, excepté les deux dernières, tentent à diminuer l'action de la vessie et de son sphincter ; non-seulement la muqueuse, mais tous les tissus qui composent ces organes ont perdu leur énergie vitale, et par suite de fatigue, d'usure, d'un usage trop fréquent, d'une phlegmasie chronique, etc., leur affaiblissement général est survenu.

L'innervation chez les uns semblent être détruite, tandis que chez d'autres la sensibilité n'est pas abolie, mais semble seulement pervertie. Il en est chez lesquels les organes jouissent d'une certaine énergie, par exemple la vessie ; tandis que le sphincter a perdu en grande partie son action vitale : il est encore soumis pendant le jour seulement à l'empire de la volonté ; mais pendant le sommeil toute réaction cesse, et l'incontinence nocturne en est le résultat inévitable.

Les relations intimes entre les organes génitaux et ceux destinés à l'excrétion des urines, sont si intimement liés par leurs fonctions, leur position, leur sympathie, qu'il est facile de concevoir pourquoi tant de graves accidents résultent de leur lésion et de l'abus qu'on en a fait.

Dans la douleur comme dans le plaisir tout est partagé et l'influence morbide qui s'établit dans l'un de ces appareils ou dans un organe seulement, n'est pas loin d'agir sur les autres : c'est une épine dont l'irritation permanente éveille toutes les sympathies douloureuses, et souvent, quand la sensibilité est exaltée à un certain point, il ne faut plus qu'une cause légère en apparence pour allumer l'incendie et faire développer une inflammation, qui envahit avec rapidité tout ce double appareil et y cause de grands désordres, dont le médecin le plus habile a bien souvent peine à se rendre maître. C'est ainsi : 1° qu'un obstacle à la libre sortie des urines détermine peu à peu la distension de la vessie, sa paralysie, l'incontinence par regorgement, des abcès urineux et la gangrène des parties génitales externes ; 2° que l'abus des plaisirs de l'amour produit l'incontinence, l'impuissance, la spermatorrhée ou pertes séminales par affaiblissement de tous les organes, tandis que quelquefois une réaction morbide survient, et de graves accidents suivent une inflammation vive envahissant les organes affaiblis ; 3° l'abus des alcooliques tue l'énervation et offre beau-

coup de difficultés pour y remédier ; 4° la masturbation portée à l'excès, jusqu'à produire le relâchement de la vessie et de son sphincter, est encore un
phénomène morbide grave ; car alors les désordres
sont grands dans ces organes, où la vie est affaiblie
outre mesure et souvent dans un âge où l'énergie
vitale ne commençait qu'à se développer, et où elle
est tuée presque à sa naissance : réparer de tels désordres est une tâche souvent difficile ; 5° le sommeil profond, sous l'influence duquel l'incontinence
nocturne devient congéniale, est une des causes les
plus communes de cette maladie dans l'enfance. Il
est facile de concevoir, d'après ce que nous avons dit
plus haut en parlant des habitudes, que plus on
aura laissé agir celle-ci, plus l'incontinence sera difficile à déraciner.

Sans m'appesantir davantage sur chacune des
causes qui produisent l'incontinence d'urine, je vais
d'abord exposer la méthode de traitement par les
injections qui me réussit le mieux comme traitement local, et je citerai un certain nombre d'observations à l'appui du précepte. J'aurai soin de les varier, pour faire connaître les modifications qui
deviennent nécessaires, quand la constitution du
sujet, l'ancienneté de la maladie, les désordres survenus les ont exigés. Le point important dans ce
traitement est de surexciter suffisamment la vessie,
jusqu'à déterminer de la douleur lors de l'émission des urines ; d'enflammer, s'il le faut, cet or-

gane, pour changer son mode de vitalité pervertie ou celle de son sphincter et les ramener à leur état normal.

TRAITEMENT LOCAL, INJECTIONS VÉSICALES.

1° *Injections cantharidées*. Quand le canal est libre (il n'y a que les cas de rétrécissements du canal qui exigent un traitement *ad hoc* pour obtenir libre entrée), une simple sonde en argent , en étain , en caoutchouc, d'une grosseur moyenne est introduite jusque dans la vessie, pour la vider et introduire ensuite l'injection. Dans les cas ordinaires, j'injecte la première fois 48 grammes (une once et demie ou trois cuillerées) d'eau d'orge, dans laquelle j'ajoute 5 gouttes d'alcool de cantharides. L'injection est répétée, s'il est possible, deux fois le jour. On ajoute à chaque injection une goutte de teinture de cantharides, et on continue ainsi jusqu'à ce qu'on obtienne une surexcitation de la vessie et de son sphincter, et une légère douleur en urinant. La quantité de liquide ne dépasse jamais deux onces, afin que la vessie ne soit pas distendue et puisse retenir plus longtemps le liquide injecté.

Par ce seul moyen, j'ai obtenu la cure radicale d'incontinence d'urine chez des enfants de treize à quatorze ans, quelquefois en dix ou douze séances, et dont l'infirmité ne reconnaissait que le sommeil profond pour cause.

2° *Injections balsamiques simples.* Elles se composent du baume de copahu depuis 4 grammes jusqu'à 32 grammes, quelquefois 48 ou 64 grammes (1 gros à 1 once, 1 once et demie ou 2 onces), tenu en suspension par un jaune d'œuf dans 48 à 64 grammes (1 once et demie à 2 onces) d'eau d'orge, en usage quand les premières ont été insuffisantes. Il m'est arrivé souvent de débuter par celles-ci au commencement du traitement.

3° *Injections balsamiques composées.* A la précédente ajouter, quand elle ne réussit pas, la teinture alcoolique de cantharides, dont on augmente proportionnellement la dose depuis 10 gouttes jusqu'à 30 ou 40 par chaque injection.

Il est des vessies tellement inertes chez les personnes lymphatiques, les femmes surtout, que j'ai été obligé d'injecter chaque fois 64 grammes (2 onces) de baume de copahu et 8 grammes (2 gros) d'alcool cantharidé, avant d'obtenir une stimulation de la vessie suffisante pour exciter de la douleur lors de la sortie des urines.

4° *Injections vineuses astringentes.* Elles se composent d'un vin rouge de bonne qualité, dans lequel on fait bouillir du tan de chêne (cortex quercuus) 64 grammes par litre de vin, ou mieux encore dans lequel on fait dissoudre tanin, de 1 à 2 grammes (18 à 36 grains) par litre de vin.

L'injection est toujours de 48 à 64 grammes (1 once et demie à 2 onces) répétée chaque jour, en la laissant séjourner le plus longtemps possible dans la vessie. Chez les femmes, on applique sur les parties sexuelles, pendant la nuit, des compresses imbibées de la même liqueur [1].

Par ces seules injections et par ce seul traitement local, j'ai obtenu guérison sur quatorze garçons de onze à quatorze ans, sur sept hommes de vingt-cinq à trente-quatre ans, sur huit hommes de trente-cinq à cinquante-cinq ans et sur quatre vieillards de soixante à soixante-quinze ans.

Chez les enfants, souvent les injections n'étaient faites que chaque deux jours, ce qui prolongeait le traitement ; ce retard tenait à ce que la sonde ne pouvait être appliquée que par moi ou un confrère habitué, et que le temps manquait pour renouveler les séances chaque jour.

On sait actuellement qu'il faut, chez les enfants, surtout ceux d'un tempérament lymphatique, attribuer l'incontinence d'urine presque exclusivement au relâchement du sphincter vésical.

Les moyens préconisés jusqu'à présent ont été :

1° A l'hôpital des enfants, par MM. Guersent père et Baudeloque, d'abord les bains froids dans la saison convenable, à la température de 18 à 12 degrés Réaumur (20 à 10 deg. centig.) ; bains froids

---

[1] M. le docteur Godard, ancien interne de St-Louis, médecin à Paris, m'a communiqué plusieurs observations de femmes âgées, atteintes d'incontinence diurne et nocturne, guéries par ce seul moyen.

et immersion, dans lesquels Dupuytren avait une si grande confiance. Dans la saison d'hiver, les bains froids sont remplacés par des bains sulfureux ou iodurés.

2° L'introduction seule de la sonde, proposée par Goulard et employée par M. Baudeloque à l'hôpital des enfants et qui m'a également réussi dans un seul cas. M. Baudeloque dit qu'il suffit de l'introduire cinq à six fois, à trois ou quatre jours d'intervalle, pour remédier à l'incontinence.

3° La noix vomique, proposée par M. Ribes, recommandée par M. Guersent père et employée avec succès par MM. Mauricet, Mondière et Baudeloque (voir la formule page 52).

4° Les cantharides en poudre sous forme pilulaire (voir la formule page 52) ; se rappeler de ne les administrer qu'avec précaution, sous forme de teinture, aux enfants de cinq à six ans, depuis 8 gouttes qu'on peut graduellement porter jusqu'à un scrupule, (10 décigrammes) par jour, et rarement à 4 grammes (1 gros), malgré les conseils donnés.

M. Lallemand, professeur à Montpellier, préconise surtout les bains aromatiques. Jeter de l'eau bouillante sur 5 à 6 poignées de plantes dites aromatiques des formulaires ; couvrir exactement ; laisser refroidir jusqu'à température agréable ; ajouter un verre à boire d'eau-de-vie, en mettant l'enfant dans le bain ; frotter l'enfant dans le bain et l'y laisser tant qu'il s'y trouve hien ; l'habiller chaudement. Ce n'est qu'après huit à dix bains qu'il faut espérer un changement notable : dix-huit et même trente bains sont nécessaires pour la guérison. Avoir soin d'augmenter la proportion des herbes aromatiques et de l'eau-de-vie, après cinq à six bains ; si alors il y a trop d'excitation, mettre deux ou trois jours d'intervalle entre chaque bain. M. Lallemand affirme que, dans sa pratique, aucun cas d'incontinence idiopathique n'a résisté à ce traitement[1].

On voit ici qu'il n'est nullement question de traitement local par les injections dans la vessie.

ENFANCE ET PUBERTÉ [2].

Sur les quatorze garçons que j'ai eus à traiter, un seul a guéri par le séjour seul de la sonde dans l'urètre pendant dix minutes environ ; quatre séances ont suffi. Quatre ont été délivrés de cette infirmité par six injections seulement. Quatre ont exigé quinze séances et deux mois de temps ; on obtenait

[1] *Gazette médicale*, p. 475, 1836. M. Romangé (*Propagande*, décembre 1839), vient de proposer l'emploi du quassia amara en décoction journalière et son association avec le fer et la noix vomique, sous forme pilulaire. J'en essaierai l'emploi ; ce doit être un beau moyen.

[2] Division des âges ; 1° *enfance*, depuis la naissance jusqu'à la puberté, 15 ans ; 2° *adolescence*, de 15 à 25 ans ; 3° *jeunesse*, de 25 à 35 ans ; 4° *âge viril*, de 35 à 45 ans ; 5° *âge de retour* jusqu'à 60 ou 65 ; 6° *vieillesse*.

d'abord trois à quatre jours d'interruption dans l'incontinence nocturne, puis cinq jours, ensuite huit jours. Les deux derniers n'ont été guéris qu'après deux à trois mois de traitement et vingt à vingt-cinq injections. On obtenait aussi des intervalles de huit et dix jours; ce qui faisait négliger les séances par ces jeunes malades, qui se croyaient chaque fois délivrés de leur maladie. Le baume de copahu seul à doses de 8 grammes (2 gros) a fait les frais de la cure chez six; chez les six autres, elle a été due à la teinture de cantharides, employée comme il a été dit ci-dessus, et ayant varié en quantité de 5 à 25 gouttes par chaque injection.

J'ai échoué jusqu'à présent sur un seul garçon (pension de M. Nyon), malgré le traitement de deux mois par le copahu et la teinture réunis. J'ai déterminé par les injections une vive irritation de la vessie, au point de provoquer l'envie d'uriner une quinzaine de fois dans les vingt-quatre heures. La première nuit, la douleur a été assez vive pour réveiller l'enfant deux fois; mais le sommeil lourd et excessivement profond a repris son empire, et, malgré l'association du traitement interne, je n'ai pu rien obtenir. Je me propose de recommencer au printemps prochain.

Tous ces enfants étaient bien portants, en général, et ne présentaient aucun signe de scrofules ni de maladies organiques, et c'est seulement sous l'influence d'un sommeil profond et de l'habitude contractée, malgré quelques corrections paternelles qui ne purent rien arrêter, que cette maladie s'était développée.

Avec ce traitement local, j'avais soin de prescrire la privation de boissons le soir. Quant aux autres règles à suivre en pareil cas, celles d'éviter l'usage d'aliments ou boissons excitant la sécrétion urinaire, etc., etc., elles ne furent nullement suivies, la plupart de ces enfants appartenant à des familles pauvres.

CHATIMENTS ET PRIVATIONS.

Autrefois que l'usage et le mode d'éducation publique ou particulière consistait en grande partie à fustiger les enfants pour la moindre faute, on ne s'étonnera pas quand nous dirons que la plupart de nos célébrités médicales recommandaient ce moyen par excellence pour la cure de l'incontinence d'urine dans le jeune âge. Croyant, comme le vulgaire public, que la paresse, la nonchalance, présidaient toujours au développement de cette infirmité; ils entretenaient encore cette malheureuse et erronée croyance, en engageant les parents à insister sur ce procédé douloureux et inutile, qu'ils plaçaient en première ligne. Ils y ajoutaient les prescriptions connues pour humilier l'amour-propre des plus âgés, et, sous le rapport médical, j'ai vu les formules les plus bizarres dictées par des hommes de haute réputation, soit comme praticiens, soit comme chargés de l'enseignement clinique des écoles de médecine. Je préfère me taire que de vouer au ridicule des noms justement recommandables sous d'autres rapports, mais dont les connaissances physiologiques étaient très-bornées.

Aujourd'hui que l'on apprécie mieux les causes qui peuvent entretenir l'incontinence d'urine, le chapitre des punitions, des privations et des châtiments est, pour ainsi dire, annulé ; car il est réellement peu d'enfants de douze à quatorze ans chez lesquels la paresse soit le véritable motif qui entretient cet accident dégoûtant.

Il n'est plus réservé qu'à des bêtes brutes, à des hommes demi-sauvages , demi-féroces , dépourvus totalement de raisonnement, de jugement et d'humanité, de torturer de la manière la plus indigne de pauvres enfants , pour les punir d'un mal que le sommeil profond seul entretient. Malheureusement ces faits ne sont pas rares; et la justice est quelquefois appelée à sévir contre des parents ou des maîtres assez lâches pour faire souffrir un vrai supplice à de faibles et malheureux enfants. La cour d'assises du département de la Seine, dans sa séance du 19 juillet 1839, vient d'en offrir un nouvel exemple et de condamner à six mois de prison le nommé Morizetti, poêlier, pour avoir torturé le jeune Dellemano, âgé de quatorze ans, atteint d'une incontinence d'urine, lui avoir brûlé de la paille sous les parties génitales, puis les avoir fait laver avec du vinaigre , et l'avoir condamné maintes fois à être fustigé avec des cordes par ses camarades !!! De semblables barbaries devraient-elles encore exister de notre siècle ?

ADOLESCENCE ET JEUNESSE.

Chez les cinq femmes de vingt-cinq à trente-quatre ans guéries par cette méthode, l'incontinence dépendait d'abus dans les plaisirs de l'amour , dans les liqueurs alcooliques, par abus des bains de vapeur trop longtemps continués.

Le même traitement a suffi, en variant la dose des injections et portant le copahu de 16 à 32 grammes (demi-once à 1 once) et la teinture alcoolique de 15 à 45 gouttes.

Je crois superflu de rapporter les cinq observations de ces malades, n'offrant aucun détail essentiel dans l'emploi des injections faites chaque jour ou chaque deux jours. Je ne parlerai que d'un militaire et d'un autre malade qui, par son imprudence, a compromis sa vie. Ce fait mérite d'être relaté.

PREMIÈRE OBSERVATION. Vingt-cinq ans; inflammation vésicale, suite d'une blennorrhagie ; catarrhe, puis incontinence ; une injection de copahu ; guérison.

Un sergent d'infanterie, en 1834, est placé dans mon service au Gros-Caillou pour y être traité d'une urétrite aiguë; par suite d'extension d'inflammation, la vessie est devenue

assez vivement malade pour déterminer un catarrhe aigü.
En huit jours il cède aux moyens antiphlogistiques et aux
injections à petites doses émollientes et narcotiques. A peine
la sécrétion muqueuse est-elle tarie, que ce malade se plaint
de ne pouvoir retenir ses urines la nuit. Au quatrième
jour, deux onces de copahu sont injectés par M. Fabre,
interne. Il n'y a eu ni réaction douloureuse, ni fièvre ;
l'injection a été gardée quarante minutes, et il n'a plus été
question d'incontinence.

Nota. C'est le seul de mes malades qui ait supporté
cette dose de copahu sans éprouver d'accidents.

Deuxième observation. Vingt-neuf ans ; relâchement habituel des
organes urinaires, suite d'abus dans les plaisirs de l'amour ; incontinence nocturne ; excès dans l'emploi des cantharides en injections,
inflammation de vessie et accidents graves.

M. R.., trente-deux ans, architecte, vint consulter au dispensaire pour une incontinence d'urine nocturne et une faiblesse réelle du sphincter de la vessie, caractérisée par une difficulté de retenir ses urines dans le jour, et le besoin pressant
de satisfaire immédiatement à l'envie d'uriner, sous peine de
voir son linge mouillé. Il accusait ces symptômes d'être la
suite d'excès nombreux dans les plaisirs de l'amour, qui
avaient successivement affaibli ses organes. Son traitement
consista en frictions de teinture aromatique sur les parties
sexuelles et environs, et en une injection au baume de copahu 4 grammes (1 gros,) dans une eau détersive ; en quelques jours il y eut amélioration. Le malade ayant appris à
se sonder lui-même, le canal étant libre, on lui remit une
fiole de teinture de cantharides, pour faire lui-même ses
injections, commencées à cinq gouttes et qu'il devait aug-

menter chaque jour de deux gouttes. Malgré nos recommandations de se soumettre à la prescription, il crut marcher plus vite à la guérison en forçant la dose, et s'injecta, sans compter, une assez forte quantité de teinture (une cuillerée à café environ); mais il ne tarda pas à payer chèrement son imprudence ; car, peu d'instants après, de vives douleurs se déclarèrent, les urines brûlantes sortant en petite quantité et fréquemment, causaient une sensation d'ardeur dans le canal. Les reins, le ventre, participèrent à l'angoisse de la vessie ; la douleur arrachait des cris, et la fièvre se déclara rapidement. Des sangsues répétées, des cataplasmes anodins, bains généraux et locaux, boissons émollientes, potion anodine, etc., diminuèrent l'anxiété du malade et arrêtèrent le développement des symptômes inflammatoires et nerveux. Les injections huileuses et émollientes en petite quantité, quoique gardées difficilement, furent d'un grand secours. Le phénomène le plus curieux fut la sortie difficile de longues portions de la membrane muqueuse ou de fausses membranes de la vessie. La quantité en fut considérable; six semaines furent nécessaires pour assurer la guérison de ces graves désordres, et le malade conserva assez longtemps une grande sensibilité de la vessie, qui ne pouvait retenir longtemps les urines, le jour comme la nuit ; l'incontinence fut radicalement guérie, et depuis un an la santé a toujours été bonne.

AGE MUR OU VIRIL, ET AGE DE RETOUR.

Le traitement a été le même, c'est-à-dire les injections balsamiques, simples ou composées, et les excitantes ou toniques chez ces divers malades. J'ai ajouté à ces injections un traitement interne et externe , les causes étant plus compliquées et les accidents plus tenaces ou plus anciens. Ainsi, sur six hommes de trente-cinq à cinquante-cinq ans, il y avait chez deux, *faiblesse des organes génitaux et érections momentanées et peu soutenues du membre viril*, d'où *incapacité de cohabitation avec les femmes*; chez un, *atonie complète de ces mêmes organes et absence complète d'érection*; chez trois , *l'incontinence n'était que nocturne et simple.* Je relate ici les trois premières observations.

PREMIÈRE OBSERVATION. Cinquante-deux ans; incontinence nocturne; faiblesse des organes génitaux ; érections peu soutenues du membre viril ; incapacité de cohabitation.

M. P..., doué d'une bonne constitution, avait abusé de ses forces et commis beaucoup d'excès avec les femmes et dans les plaisirs de la table. Peu à peu il avait remarqué une diminution d'action et de force dans les organes génitaux , quoique le cerveau reçût vivement les impressions produites par la présence des femmes. Malgré ces indices d'affaiblissement des organes génitaux, il n'en voulut pas moins continuer ses relations amoureuses , et se procurer des plaisirs difficiles à obtenir, et qui par de certaines manœuvres fatiguèrent beaucoup les organes génitaux urinaires. Il en résulta d'abord pour la nuit besoin pressant de rendre les urines, qui s'échappaient en partie avant que M. P... pût s'éveiller et saisir le vase de nuit; puis incontinence complète ; ensuite faiblesse dans les muscles érecteurs de la verge, et érections faibles et de peu de durée.

Cet état durait depuis quatre années environ, quand il

vint consulter et réclamer mes soins. La maladie de vessie fixa d'abord mon attention, et un mois fut employé à faire journellement des injections balsamiques légères de 4 à 8 grammes de baume de copahu, auxquelles j'ajoutai progressivement l'alcool cantharidé et augmenté successivement depuis cinq jusqu'à quinze gouttes. Ce moyen suffit pour faire disparaître l'incontinence, et les organes génitaux avaient déjà ressenti les heureux effets de ce traitement simple.

Je prescrivis le vin ferrugineux amer, décrit page 52. Les pilules de strychnine à petites doses, une par jour, des bains aromatiques ordinaires et des frictions aromatiques spiritueuses sur les parties génitales deux fois le jour. J'engageai le malade à attendre le plus possible avant de satisfaire à son pressant besoin de renouer ses relations avec les femmes. Les facultés viriles, sous l'influence de cette médication active, reprirent assez vite une certaine énergie, et, oubliant mes recommandations, il courut de nouveau à ses plaisirs, quoiqu'avec modération ; mais il fut obligé de s'arrêter dans sa course vagabonde et de revenir demander de nouveaux conseils. J'ajoutai aux prescriptions ci-dessus énoncées, l'usage des pastilles aphrodisiaques, qui firent merveille, prises deux heures avant les réunions sexuelles. Quelques séances de galvanisme rétablirent la vitalité des organes ; mais M. P... fut également forcé de n'user que modérément de leur action ranimée.

DEUXIÈME OBSERVATION. Quarante et un ans; incontinence nocturne; atonie des organes génitaux; spermathorrhée; maigreur extrême; digestions pénibles, etc., etc.

M. G..., négociant, d'une constitution moyenne et d'un

tempérament nerveux et lymphatique, avait abusé de la masturbation dans sa jeunesse ; adonné ensuite aux plaisirs de l'amour , il avait remplacé un mal par un autre, puisque l'excès en tout est un défaut. A trente-six ans, il s'aperçut d'une diminution notable dans la durée de l'érection de la verge qui lui permettait à peine de remplir l'acte de la cohabitation. Bientôt, dans les efforts de la défécation, il s'aperçut qu'un liquide blanchâtre s'écoulait par l'urètre. Il n'en suivit pas moins son penchant pour les femmes. A ces symptômes, qui augmentèrent d'intensité, se joignit une faiblesse dans le sphincter de la vessie , et les urines coulèrent facilement pendant le sommeil sans qu'il eût la conscience de cet accident.

En 1838, il consulta M. Lallemand , de Montpellier, sur ces désordres ; mais ses voyages l'empêchèrent de suivre une partie des prescriptions de ce célèbre chirurgien, et en 1839 (mai), il me fut adressé, ayant une incontinence nocturne d'urine, une spermatorrhée avec faiblesse très-grande dans les organes génitaux , l'estomac remplissant mal ses fonctions, une constipation opiniâtre et une maigreur extrême.

Un régime alimentaire doux, des boissons adoucissantes et rafraîchissantes, des lavements avec les trippes et quelques bains, furent prescrits. Un compresseur de l'urètre (celui de M. Labat) fut immédiatement employé pour éviter l'issue involontaire des urines. Un traitement par les injections balsamiques à 4 puis 8 grammes (1 et 2 gros) par jour, fut employé pendant quelques jours ; puis suspendu à cause d'assez vives douleurs produites dans la vessie. Il y eut des nuits qui se passèrent sans évacuation involontaire de l'urine. Bientôt l'incontinence reprit. Cette

fois, une seule injection avec 16 grammes (2 onces)
de baume, gardé pendant quatre heures, déterminèrent
une inflammation vive de la vessie avec ardeurs d'urine,
et pissement de sang. Une sonde à demeure fut laissée en
place ; le malade garda le lit, employa les boissons émollientes, etc., etc., et au quatrième jour les accidents avaient
cessé ; la sonde fut retirée et le malade guéri de son incontinence d'urine ; l'inflammation de la vessie, portée à l'état
aigü, ranima l'action du sphincter, qui revint à l'état normal. En trois mois le tube digestif reprit ses libres fonctions, la santé devint meilleure ; les frictions aromatiques
ranimèrent la vitalité des organes génitaux ; mais restaient
encore les pertes séminales, moins fréquentes, à la vérité,
mais qui n'en fatiguaient pas moins l'organisme et entrete-
nait la maigreur.

Trois cautérisations furent pratiquées avec le porte-caustique Lallemand, à dix jours d'intervalle. Elles produisirent
un mieux sensible ; mais ne guérirent pas entièrement la
spermatorrhée. Cependant le malade reprenait des forces; ses
organes digestifs, revenus complétement à leur état d'activité, me permirent d'employer les toniques, le vin de Bordeaux aux repas, et matin et soir une cuillerée à bouche
du vin amer ferrugineux. Le matin le chocolat uni au fer,
et, par suite, les pilules ferrugineuses du docteur Blaud.

Ce traitement suivi pendant trois mois eut le succès le
plus complet, et débarrassa le malade de sa spermatorrhée.
Il a donc fallu employer huit mois environ pour combattre
tous les symptômes désastreux qui menaçaient M. G...
d'une destruction complète.

TROISIÈME OBSERVATION. Quarante-cinq ans; atonie générale des organes génitaux urinaires, et incontinence d'urine par suite d'excès de tous les genres.

M. A...., âgé de quarante-huit ans, ancien militaire, ayant fait la campagne désastreuse de Russie, celle de Saxe, puis celle de France, avait de bonne heure supporté des fatigues nombreuses, des privations excessives. Une maladie syphilitique avec abus de mercure dans le traitement et les fatigues des campagnes altérèrent sa santé, au point qu'il fallut trois années consécutives pour le remettre entièrement, et ne lui donner qu'une existence passable qu'il eût dû ménager davantage.

Sans être libertin, les femmes étaient sa passion dominante, et souvent soutenue par une imagination ardente; il dépassait la mesure de ses forces pour tomber dans une prostration si longue, qu'elle aurait dû lui servir de guide et l'arrêter à temps. Il n'en tint pas compte et paya bientôt ses excès. Des érections molles et courtes, et un relâchement nocturne et diurne dans le col de la vessie, survinrent. Il pouvait à peine le jour retenir ses urines, et la nuit l'incontinence était complète. Divers moyens furent inutilement employés; la série des amers et des toniques sous toutes les formes fut épuisée sans succès. La maladie existait depuis deux années, avec complication d'irritation des organes de la digestion, quand je lui donnai mes soins. Je dus employer deux mois à combattre les symptômes gastriques, par un régime doux et lacté, et en même temps je combattis l'incontinence par les moyens ci-dessus indiqués. Le baume ne réussit pas, et après trois semaines de son emploi, j'employai les injections vineuses astringentes (voir page 65). Par cette médication, j'obtins un demi-succès, c'est-à-dire une alternative de bonnes et de mauvaises nuits. Je persistai en ajoutant l'usage du compresseur Labat pendant la nuit. Avec cet instrument, l'urine, maintenue dans la vessie, ne pouvait s'échapper, irritait la vessie et réveillait le malade, qui prit bientôt l'habitude d'uriner une fois la nuit, en ayant la précaution de ne pas boire dans la soirée. L'incontinence disparut donc en trois mois. Je n'eus pas le même avantage dans la cure de l'atonie complète du membre viril, et ce ne fut qu'après six mois et plus que le succès fut complet, alors que je désespérais presque de la réussite. Cependant l'espérance n'avait pas abandonné le malade ; car de temps à autre il éprouvait quelques érections nocturnes et même des rêves libidineux.

Je fus obligé de déployer un luxe pharmaceutique, et de mettre en usage les aphrodisiaques les plus puissants, tant à l'extérieur qu'à l'intérieur, à aussi fortes doses que l'estomac pût le permettre. Frictions aromatiques spiritueuses, chocolat aphrodisiaque, mixture de même nature. J'en employai même en lavements chaque jour, ayant remarqué combien les médicaments introduits par cette voie avaient d'activité sur les organes voisins, la vessie et les vésicules séminales.

VIEILLESSE.

Nous avons déjà dit que, chez les vieillards, l'incontinence d'urine était souvent le résultat d'une paralysie de vessie, et qu'elle n'avait alors lieu que par regorgement. L'observation rapportée page 58 en est un exemple frappant. Mais l'incontinence peut être essentielle et la conséquence d'une atonie générale de la vessie et de son col. Il faut aussi se rappeler que, dans la vieillesse, l'urine peut séjourner plus longtemps dans la vessie, par l'ampliation ou l'agrandissement de cette poche, suite du peu de fréquence dans les émissions et de la diminution de la force contractile ; il ne faut pas oublier que l'action forte des muscles abdominaux ne vient plus aider la vessie à expulser le liquide qu'elle contient ; que souvent la prostate a pris un plus grand volume, sans état maladif, d'où résulte la dépression du bas fond de la vessie et stagnation prolongée de l'urine. Aussi ces diverses causes nécessitent-elles l'application de la méthode par les injections, de préférence à tous les autres moyens[1].

[1] M. Auguste Mercier a publié en 1836 (*Gazette Médicale*) un mémoire fort intéressant, intitulé *Recherches anatomiques sur la prostate des vieillards*, et un autre sur certaines perforations spontanées de la vessie, non décrites jusqu'à ce jour. Il résulte du premier mémoire des notions fort importantes sur les changements de formes et de volume de la prostate, que, d'après l'auteur, on trouve rarement sans hypertrophie, dans un âge avancé.

Cette altération peut l'envahir en totalité ou n'affecter que des portions. Quand l'hypertrophie est générale et uniforme, les lobes latéraux se développent dans tous les sens, mais surtout vers l'addomen.

Le diamètre vertical est accru et change la disposition de la longueur de l'urètre, d'où il résulte que le veru-montanum

Que la vessie seule soit affaiblie, que son col et son sphincter participent de cette atonie, il est certain que les injections sont le principal moyen à mettre en usage, et que leur action agit simultanément sur la vessie et ses annexes.

J'ai souvent guéri par ce seul moyen et promptement, quand l'incontinence était incomplète, c'est-à-dire nocturne. J'ai obtenu également succès dans l'incontinence complète, c'est-à-dire diurne et nocturne ; mais il est arrivé que j'ai dû aussi recourir aux autres médications les plus appropriées pour seconder l'effet local des injections, en agissant sur toute l'économie, et remonter l'organisme affaibli.

On a toujours écrit que l'incontinence due à la paralysie de vessie, était non-seulement difficile à guérir, mais le plus souvent incurable ; que la ves-

est beaucoup plus éloigné du col vésical que chez l'adulte , etc.

L'hypertrophie partielle est rarement simple, il y a toujours complication de l'hypertrophie générale, la portion transversale en est le siége le plus ordinaire ; tantôt elle détermine un repli valvulaire en arrière du col vésical ; tantôt une tumeur de la grosseur d'une noisette, d'une noix, d'un œuf de poule ; ordinairement il n'y en a qu'une, quelquefois deux, rarement quatre ; alors ily en a deux sur la portion transversale et une sur chaque lobe latéral. On conçoit alors les difficultés du cathétérisme dans un canal qu'oblitère l'accroissement de la partie moyenne, dont la courbure est tellement augmentée, qu'elle constitue un cul de sac, quelquefois très-profond, et dont la déviation, sur un des côtés, est déterminée par l'hypertrophie d'un des lobes latéraux.

sie inerte, dilatée, revenait difficilement sur elle-
même, et que l'art avait peu de ressources pour
ramener cet organe à l'état normal ; mais si cette
assertion peut malheureusement quelquefois recevoir une juste application, elle n'est pas toujours
vraie, et je me suis convaincu que l'on peut souvent
triompher de la paralysie de la vessie. L'incontinence d'urine chez les vieillards est aussi quelquefois une complication, ou, pour mieux dire, le résultat d'inflammation chronique de la vessie, de la
glande prostate, etc. Elle oblige alors à combiner
un traitement, qui fasse cesser la cause pour détruire
l'effet.

D'ailleurs, on peut juger par analogie ce qui peut
résulter d'un traitement approprié et bien fait, dans
la paralysie de vessie, en lisant un excellent opuscule sur le catarrhe chronique de la vessie, publié
en 1812, par M. Larbaud, ancien interne de l'Hôtel-
Dieu, sous Desault et Pelletan. Ce praticien obtint
beaucoup de succès, en agissant sur l'économie en
général, et notre illustre Sœmmering cite souvent
les travaux de M. Larbaud, dans son érudit traité
des maladies de vessie chez les vieillards. C'est dans
ce dernier ouvrage que j'ai trouvé les meilleurs documents sur le traitement local par les injections.
Quoique dans aucun livre *ex professo* sur les maladies
des voies urinaires, on ne trouve point de chapitre
consacré au traitement local par les injections ; cependant différents articles, insérés dans les diction-

naires volumineux de médecine, en parlant du traitement des maladies de vessie , citent l'emploi avantageux que l'on peut faire des injections. C'est ainsi que M. Bégin (1836) dit qu'on peut employer avec avantage les injections d'eau froide, l'eau étendue de chlorure de soude, les eaux minérales sulfureuses, martiales pures ou mitigées.

Ici se présente toute une longue série de moyens plus ou moins énergiques à mettre en usage dans l'incontinence d'urine, tels que : application d'eau glacée sur l'hypogastre et le périnée; les douches froides et bains froids (moyens à employer avec grande réserve et précaution chez les vieillards); les frictions stimulantes, aromatiques et spiritueuses; les lavements excitants avec le quinquina, etc.; l'usage intérieur des eaux minérales fortifiantes, des préparations amères, toniques et ferrugineuses; la teinture de cantharides à doses graduées, etc.; les liniments volatils; l'alun dans une eau mucilagineuse, le simarouba, etc., etc.; les vésicatoires sur les régions hypogastriques, sacrées, périnéales; les injections avec l'eau froide, à la glace, l'eau végéto-minérale , le copahu , les cantharides , le tanin , le quinquina, les aromatiques, etc., etc.

La multiplicité des moyens en médecine est un sûr garant de la difficulté du traitement et des obstacles qu'on aura à surmonter pour obtenir la guérison. Il suffit, pour s'en convaincre entièrement, de jeter un coup d'œil sur les médications multiples , indiquées pag. 35 et 36. C'est au médecin éclairé et judicieux à savoir choisir dans cet arsenal dangereux.

Je ne citerai ici que quelques observations, pour faire appliquer les traitements simples ou compliqués, et ajouter l'exemple au précepte.

PREMIÈRE OBSERVATION. Soixante-trois ans ; Incontinence d'urine nocturne; guérison par le copahu, une seule injection.

M. L., commissaire de police à Paris, ancien officier, homme d'une constitution irritable, avait depuis deux mois environ un relâchement du sphincter de la vessie, qui le forçait d'avoir, pendant son sommeil, un urinal entre les jambes pour recevoir les urines, s'écoulant lentement sans qu'il en eût la conscience.

Deux gros de copahu injectés furent gardés de quatre à cinq heures ; ils déterminèrent une inflammation vive de la vessie avec hématurie. Quatre jours furent employés à combattre les douloureux symptômes de cette maladie, par les moyens les mieux appropriés et déjà cités page 74; l'incontinence fut guérie et ne reparut plus.

DEUXIÈME OBSERVATION. Soixante-dix ans ; Catarrhe chronique de la vessie ; pissement de sang; incontinence d'urine pendant la nuit; extrême fréquence des urines; insomnie; amaigrissement; faiblesse générale.

M. R... était, depuis trois ans, tourmenté de difficultés et de fréquence dans l'excrétion des urines , de sédiment muqueux et augmentant peu à peu de quantité et de mauvaise qualité. Lorsqu'il se présenta au dispensaire, en oc--

tobre 1837, ses accidents étaient assez graves, pour ne plus avoir de repos ni le jour ni la nuit , urinant à chaque instant avec de vives douleurs, quelquefois du sang et à petit jet ; il ne vidait jamais sa vessie. Ses urines, troubles, bourbeuses, ammoniacales, déposaient un sédiment épais, variant de couleur, de consistance , et de quantité. Il y avait incontinence nocturne, et les urines s'échappant goutte à goutte forçaient à garder constamment un urinal. Il n'en éprouvait pas moins de fréquentes envies d'uriner très-douloureuses qui déterminaient une insomnie cruelle; il ne pouvait le jour aller en voiture sans laisser échapper ses urines. Ce malade, extrêmement sensible et irritable, était difficile à convaincre et ne pouvait ajouter foi aux promesses d'amélioration, par le traitement par les sondes et les injections, pour une maladie qu'on lui assurait incurable ; cependant il laissa introduire une sonde, quoique avec peine. Etonné de la grande quantité d'urine retirée, il commença de suite son traitement, qui consista en injections émollientes et narcotiques , poudre diurétique, bains de siége, etc., il y eut amélioration sensible; mais l'éloignement du malade l'empêchait de venir souvent au dispensaire. Une vive inflammation des follicules muqueux de l'estomac et des intestins le rendit gravement malade, et vint compliquer sa maladie chronique, par la fièvre, la soif vive et la diarrhée. Après un mois de souffrances nouvelles, l'améloration reparut d'autant plus vive que le malade, peu adroit, finit par apprendre à se sonder lui même; les mucosités sont disparues sous l'influence des injections, et l'incontinence nocturne, mais non plus douloureuse, persistait encore.

La vessie irritable était à ménager ; aussi ne fut-ce qu'en

tâtonnant que je me hasardai à employer l'eau d'orge
miellée, l'eau vineuse et le compresseur Labat, placé pendant la nuit seulement. Il a été guéri en peu de temps , je
crois, par ce dernier moyen, qui, retenant bien l'urine dans
la vessie, suscitait une irritation passagère ; le malade était
réveillé, vidait sa vessie, et un bon sommeil suivait cette
évacuation. Par précaution il porte encore le compresseur
urétral.

TROISIÈME OBSERVATION. Cinquante-sept ans ; néphrite et cystite chroniques depuis huit années; graviers abondants et sédiment muqueux;
fréquence et incontinence d'urine; douleurs constantes, etc.

Madame...., ouvrière bien constituée, éprouvait , depuis
huit années, des douleurs de reins et de vessie, qui, progressivement, avaient acquis de l'intensité , au point
de développer de vives souffrances dans l'hypogastre, le
ventre, les aines et les cuisses. Cette affection diversement
envisagée, mal jugée et mal traitée par plusieurs médecins,
fut combattue infructueusement et acquit une telle gravité,
que cette malheureuse souffrait nuit et jour, pour rendre à
chaque instant des urines infectes, bourbeuses et remplies
de graviers noirs et abondants. La sensibilité était tellement exaspérée, qu'une petite sonde causait une vive douleur et que la vessie ne pouvait contenir une once de liquide.

La rapidité du changement survenu sous l'influence des
injections émollientes et narcotiques, et de la poudre diurétique unie aux pilules calmantes, fut étonnante ; en deux
mois la malade a repris de la gaîté, de la santé, les graviers
sont disparus, les mucosités réduites à une petite quantité ;
la fréquence a cessé, les douleurs n'existent plus que de
loin en loin et varient suivant la constitution atmosphéri-

que; les nuits sont assez bonnes et tout faisait espérer une guérison prochaine, après trois mois et demi de traitement par les adoucissants et les seules injections émollientes et narcotiques.

La malade a continué le même traitement, se sondait et s'injectait chaque jour. Après six mois, à dater du premier jour de son traitement, elle était entièrement rétablie.

Multiplier les observations serait superflu.

Je ne crois pas devoir terminer cet article sur l'incontinence d'urine chez les vieillards, que nous avons remarquée être souvent liée à une paralysie de vessie, produisant la rétention d'urine, sans parler d'un nouveau moyen thérapeutique, qui souvent pourra rendre d'importants services. Je veux parler du seigle ergoté ; son action énergique dans l'inertie de l'utérus, avant et après l'accouchement, soit pour terminer un accouchement trop lent, soit pour arrêter ou prévenir les effets funestes d'une hémorrhagie foudroyante, a été suffisamment constaté. Quelques médecins en ont fait une heureuse application dans le traitement des rétentions d'urine. Il suffit de consulter les observations recueillies et publiées par M. le docteur Thébiano, de Corfou, qui l'a expérimentée avec succès sur lui-même ; celles de M. Allier fils (*Gazette médicale*, septembre et décembre 1838), pour s'en convaincre. M. Guersent fils, chirurgien de Bicêtre (*Institut médical*, juillet 1839) a eu l'heureuse idée de le donner à l'intérieur, dans un cas d'hématurie rebelle, survenue à la suite d'injections de nitrate d'argent dans la vessie, chez un vieillard de soixante-treize ans, atteint d'une paralysie de vessie, avec rétention d'urine. Son traitement a été couronné de succès, puisque la paralysie et le pissement de sang ont été enlevés. C'est une véritable conquête faite en médecine, et je viens d'en faire une heureuse application sur l'homme qui fait le sujet de l'observation page 58.

Guéri le deux janvier, sentant ses forces revenir et oubliant tous les conseils que la prudence avait fait donner à un vieillard de soixante-dix ans, qui avait été si gravement compromis, il voulut essayer s'il possédait encore près des femmes les qualités viriles qu'il avait encore développées avant sa maladie. Il ne se retira de ce pas difficile qu'avec une peine extrême, presque à sa honte et non sans avoir développé dans la verge une chaleur ardente, qui se communiqua rapidement à la vessie : bientôt une nouvelle rétention d'urine le força de recourir à la sonde, avec laquelle il écorcha le canal et le fit saigner; mais il évacua le liquide contenu dans la poche urinaire ; il employa pendant deux jours des injections adoucissantes, et, sans prévoir le mal qu'il pouvait se faire, il se rappela que les injections excitantes avaient guéri sa paralysie ; il employa 20 gouttes de teinture alcoolique de cantharides dans 64 grammes d'eau. Il fut pris immédiatement de vives douleurs , d'ardeurs d'urine , rendit des urines sanguinolentes ; la sonde irritait le canal et une épidydimite volumineuse survint. Ce fut alors qu'il me fit appeler , pour réparer les maux qu'il venait d'attirer sur lui par sa double faute. En trois jours, l'emploi des antiphlogistiques tels que sangsues, bains de siége, cataplasmes , injections émollientes, boissons émollientes, etc., ramena le calme et fit cesser l'état fébrile. L'orchite céda en quinze jours à deux applications de sangsues, puis des résolutifs gradués et deux purgatifs avec l'huile de Ricin. Restait la paralysie de vessie et l'émission des urines avec la sonde ; on ne pouvait plus revenir aux injections excitantes, j'eus recours au seigle ergoté ; mais je me gardai bien de le donner à haute dose, pour éviter les accidents relatés par M. Guersent, les prostrations, trouble dans la vue et des secousses dans les membres : 5 grains le premier jour , 10 les deuxième et troisième jours, 15 les quatrième et cinquième jours, et 20 grains le sixième jour. La vessie reprit peu à peu son action. Cette médication à 15 grains fut continuée six jours, puis diminuée à 10 pendant quatre jours et ramenée à 5 grains pendant 5 jours.

INCONTINENCE D'URINE CHEZ LA FEMME.

Cette maladie, ou plutôt cette infirmité, n'est pas aussi facile à guérir chez la femme que chez l'homme. Un premier obstacle qui se présente, est la difficulté d'obtenir la permission de faire des injections, et il faut réellement livrer un combat pour faire céder la pudeur des jeunes filles et la répugnance des mères. Une seconde difficulté tient à ce que la vessie de la femme retient plus difficilement les injections que celle de l'homme, que la présence de la sonde dans l'urètre de l'homme imprime déjà une modification importante chez les jeunes sujets, qu'on n'obtient pas sur le canal urétral de la femme. Cependant j'ai traité neuf malades du sexe féminin de divers âges, et huit ont été guéris ; la neuvième l'eût été infailliblement, si l'assiduité de la malade avait couronné mon zèle et mes efforts.

Croirait-on qu'il existe des parents assez peu raisonnables pour penser qu'une infirmité, datant de quatorze à quinze ou seize ans ; peut céder à un traitement d'un mois à six semaines; qui ne peuvent se persuader qu'une aussi longue habitude organique ne peut être changée en si peu de temps, et accusent le médecin d'impéritie et son traitement de nullité complète; malgré que quelques nuits aient déjà été passées sans accidents? J'en ai pourtant rencontré qui ont refusé la continuation d'un traitement qui ne guérissait pas assez vite.

J'ai traité et guéri, par le seul traitement interne, vin ferrugineux amer et pilules de noix vomique, trois jeunes filles : une âgée de neuf ans, une de onze ans et une de douze. Au-dessus de cet âge, j'ai toujours été forcé de recourir au traitement interne et aux injections simultanément. Les constitutions étaient molles, lymphatiques, le cerveau sans grande énergie. Je vais donner quelques exemples pour unir l'observation au précepte.

PREMIÈRE OBSERVATION. Onze ans ; incontinence nocturne; constitution éminemment lymphatique. Guérison par la noix vomique seule.

E..., fille d'un boulanger, avait le malheur de ne point garder ses urines la nuit. Soupçonnant que la paresse était le principal mobile de cet accident, quelques fustigations, suivant l'ancienne méthode , avaient été employées, mais en vain et non sans chagrin de la pauvre enfant. Consulté pour remédier à ce malheur, et ne pouvant employer de suite le traitement local, je prescrivis deux pilules de noix vomique, suivant la formule déjà indiquée, pendant six jours; puis trois, si la jeune fille n'éprouvait pas d'accident. En quinze jours, trois nuits furent bonnes; continuation du même traitement à trois pilules. Dans la seconde quinzaine, trois seules nuits mauvaises; pendant la troisième quinzaine, une seule nuit, encore la jeune fille avait-elle ce jour-là beaucoup fatigué , et le sommeil plus profond et plus lourd ne permit pas le réveil. Après deux mois, guérison complète.

DEUXIÈME OBSERVATION. Douze ans ; incontinence nocturne ; figure pâle et décolorée ; constitution lymphatique ; traitement combiné des amers, des toniques, des martiaux et de la strychnine.

J..., grande, élancée, sans énergie comme sans force, urinait chaque nuit dans sa couche qu'elle inondait depuis son enfance. Je la mis immédiatement au traitement combiné du vin amer ferrugineux et des pilules de strychine. L'influence en fut prompte ; tout l'organisme avait été modifié en moins d'un mois; l'appétit, la force , l'activité cérébrale prirent du développement, en même temps que la vessie participait de cette amélioration générale. Trois mois et demi suffirent pour faire cesser l'incontinence nocturne. Cette observation, à l'âge près , est le pendant de celle publiée en 1838 par M. le docteur Moudière.

TROISIÈME OBSERVATION. (1836). Seize ans ; incontinence congéniale; constitution fortement lymphatique ; teint blafard verdâtre; gastrite chronique. Traitement par les injections; amélioration, puis insuccès.

Cette malade est la première que j'eus à traiter. Elle habitait la campagne, avait un beau-père qui ignorait son infirmité, et pouvait à peine venir avec sa mère deux fois la semaine à Paris. Les deux premières injections à 1 once (32 grammes) de copahu , les deux suivantes à 1 once et demie; il y eut plusieurs nuits sans accidents. 2 onces (64 grammes) de copahu procurèrent quelques sensations douloureuses dans la vessie et eurent pour résultat douze nuits consécutives sans incontinence. J'ajoutai aux injections suivantes 2 grammes de teinture alcoolique de cantharides ; la vessie si inerte fut réveillee, et quinze jours se passèrent sans malheur. Après deux mois de traitement, la dernière injection , faite avec 64 grammes de copahu et 4 grammes de teinture de cantharides, produisit une vive réaction sur la vessie, et qui fut salutaire ; car , à mon grand étonnement, je fus six semaines sans revoir ma malade, qui m'apprit que, pendant ce temps , elle n'avait éprouvé aucun accident et se croyait complétement guérie.

Ce fut un retour de l'incontinence qui me la ramena Mais l'éloignement, l'hiver et d'autres obstacles, ne lui permirent pas de revenir exactement, et elle cessa tout à coup ses visites.

Nota. J'ai appris par le docteur Barthez, médecin de l'hôpital du Gros-Caillou, qui m'avait procuré cette malade, que l'incontinence qui avait été si bien et si heureusement suspendue, avait repris son cours, mais irrégulièrement. Nul doute que, si le traitement eût été suivi sans interruption à compter du moment du succès, la cure eût été certaine. Les amers n'ont pu être unis aux injections : l'estomac trop irritable ne les admettait pas.

QUATRIÈME OBSERVATION. (1838 et 1839.) Dix-huit ans ; incontinence congéniale; constitution lymphatique au plus haut degré ; taille de cinq pieds trois pouces ; maigreur prononcée, teint jaune olivâtre ; énergie cérébrale presque nulle; incapacité pour le travail et les arts d'agrément; tristesse et morosité habituelles.

Mademoiselle A..., depuis son enfance, traversait toutes les nuits sa couche et réunissait tous les traits de la constitution lymphatique la mieux caractérisée. Molle, indolente, sans énergie, sans activité, elle était incapable de se livrer à aucun travail suivi, ni à aucun exercice du corps. Elle avait autant de répugnance, de nonchalance pour les études ordinaires de jeunes filles que pour une simple promenade, et tout ce qui tendait à mettre en mouvement ou son cerveau trop mou, ou ses membres trop faibles, était un véritable chagrin et un tourment pour elle. Elle ne manquait pas de bonne volonté, mais elle était privée de moyens d'exécution. Arrivée à l'âge de puberté, elle sentit cependant tout ce que sa position physique avait d'horrible, et ne vit pas sans douleur un avenir affreux, qui lui enlevait l'espoir d'un établissement. La tristesse devint sa compagne habituelle et le chagrin vint encore augmenter son état extérieur. La peau, déjà terne et blafarde, devint jaune verdâtre, une maigreur remarquable survint, les digestions étaient lentes, quelquefois difficiles ; le sommeil seul était lourd, profond et s'exécutait bien. C'était le seul moment de calme à ses tristes pensées. Les époques menstruelles étaient régulières.

Je fus effrayé à l'aspect de cette inertie morale et physique, lorsque je fus appelé en avril 1838, pour entreprendre la guérison de son incontinence d'urine. J'appris à sa mère à faire elle-même les injections vésicales. Elles furent commencées à 2 gros de baume de copahu dans 1 once et demie d'eau d'orge, et faites régulièrement chaque matin, excepté pendant l'époque des règles. Après deux injections, une bonne nuit ; le copahu fut porté bientôt à 1 once, puis à 1 once et demie, puis à 2 onces, c'est-à-dire de 8 grammes à 64 grammes. La vessie, d'une inertie étonnante, supportait sans douleur cette forte dose, qui cependant n'était pas sans action ; car, dans le premier mois, il y eut six nuits passées sans écoulement involontaire d'urine. Ce premier essai rendit quelques espérances à cette pauvre fille. Pendant le second mois, j'ajoutai au copahu la teinture alcoolique de cantharides, qui, de 20 gouttes, fut successivement augmentée jusqu'à 2 gros (8 grammes). A cette dose seulement la vessie fut légèrement irritée, les envies d'uriner furent assez fréquentes. Pendant ce mois, on obtint douze nuits sans accidents, à intervalle de deux ou trois jours. La dernière injection produisit cinq nuits de suite ; la même médication fut continuée pendant le troi-

sième mois, aidée de quelques bains de siége froids et aromatiques, de frictions de même nature autour du bassin, et
de quelques boissons amères. Malgré les prescriptions médicales, il y avait une négligence extrême dans les prome-
nades, les exercices du corps. Je ne pus jamais obtenir les
exercices gymnastiques, et dans le courant de l'été, j'obtins à peine de faire prendre quelques bains froids de ri-
vière. J'eus aussi recours avec succès aux vésicatoires volants sur les régions lombaires mais cet excellent moyen
fut tellement négligé, que trois seulement furent appliqués
dans l'espace de deux mois et demi. Les injections seules
étaient continuées avec constance et avec des avantages
variés, peu constants; mais il y avait réellement progrès,
puisque huit jours de suite se passaient, non-seulement sans
mouiller le lit pendant la nuit, et que la malade était réveil-
lée par le besoin d'uriner, quelquefois au moment où le
liquide s'échappait, d'autres fois seulement pendant l'émission. En septembre je fis employer la teinture de cantharides seule dans les injections, une cuillerée à café pour trois
cuillerées à bouche d'eau aromatique. A trois cuillerées à
café il survint de vives douleurs en urinant, de fréquentes
envies et des urines sanguinolentes. Cette vive excitation
ne produisit aucune réaction fébrile; elle eut pendant quelque temps un effet avantageux, car quinze jours consécutifs
furent obtenus sans perte involontaire d'urine. L'inconti-
neuce d'urine reparut encore irrégulièrement. Les injections suspendues furent reprises à doses légères, puis aug-
mentées et portées à cinq cuillerées à café dans 64 grammes (2 onces) d'eau. Cette dose énorme ne renouvelle pas
les ardeurs d'urine, ni les urines sanguinolentes, ni les accidents déjà survenus. Malade à cette époque (décembre),

mon frère fut visiter la malade. Étonné de voir que la vessie avait pu supporter une dose aussi forte de teinture de
cantharides, sans en avoir ressenti les effets violents, il pensa
avec raison qu'elle était mal préparée , quoique prise dans
une grande fabrique de produits chimiques; il en fit pré-
parer de nouvelle, dont une seule cuillerée à café produisit
une surexcitation tellement vive, qu'il fallut recourir aux
émollients sous toutes les formes pour arrêter cette inflammation vive et douloureuse, qui dura cinq jours. Elle eut
encore un effet salutaire , celui de donner à la vessie une
nouvelle vie , et de suspendre momentanément l'incontinence qui, cette fois, fut vingt à vingt et un jours sans reparaître.

Le reste de l'hiver se passa sans traitement ; les soirées,
les fêtes, les bals et le carnaval furent de grands obstacles.
Pendant ce temps il y eut suspension, plusieurs nuits, de
l'incontinence. On remarquait son retour constant, 1° à
l'époque des règles ; 2° lorsque la fatigue d'un bal rendait
le sommeil plus lourd ; 3° lorsque la jeune personne n'évi-
tait pas les boissons aqueuses dans la soirée.

Enfin, vers le mois d'avril le traitement fut repris, et
les moyens internes combinés aux externes et aux injections. Le vin ferrugineux tonique matin et soir , trois pilules d'extrait de noix vomique uni au fer, la nourriture
fortifiante aux viandes rôties et au vin de Bordeaux, la
privation des boissons aqueuses le soir, les lotions toniques avec la décoction de quinquina et l'écorce de chêne,
deux fois le jour sur les parties sexuelles , plus les injection excitantes et l'exercice.

Déjà les avantages obtenus, quoique souvent interrom-
pus, avaient cependant porté leurs fruits. L'inertie mo-

rale était moins forte ; l'espérance soutenue de l'assurance d'une guérison radicale, ranimait cette jeune fille ; la tristesse et la morosité faisaient place à la gaîté si naturelle à cet âge, et la perspective d'un avenir plus heureux remplaça toutes les craintes et les terreurs journalières.

1er *mois.* Vingt jours sans incontinence en deux fois. Pendant huit jours de menstruation, cessation de la médication et couche mouillée.

2e *mois.* Sans incontinence, même pendant l'époque menstruelle. Satisfaction tellement grande, que la constitution entière en est modifiée entièrement. La peau s'anime, la face se colore, l'embonpoint commence, les digestions se font à merveille, et le sommeil moins lourd n'en est pas moins réparateur ; les forces augmentent et se développent par l'exercice ; l'inertie morale diminue.

3e *mois.* Cette fois, cinq semaines se passent sans aucun accident. Deux nuits ensuite l'incontinence a lieu ; puis sept semaines s'écoulent encore sans mouiller la couche. Une nuit seulement mal passée interrompt le vif contentement qui résultait de cette amélioration constante ; mais ce fut le dernier malheur, car, à dater de cette nuit, il n'y eut plus d'incontinence : les changements au physique comme au moral continuaient d'une manière sensible. On avait peine à croire que la jeune, belle et forte fille de juillet 1839 était la même personne que celle dont j'ai esquissé le portrait en avril 1838.

Seize mois furent employés à cette cure difficile. Sans aucun doute, le traitement eût exigé moins de temps si l'assiduité avait secondé mon zèle. On peut se convaincre ici combien le traitement général fut nécessaire, et je suis persuadé que, sans lui, je fusse parvenu bien difficilement, et peut-être aurais-je échoué par le seul traitement local.

Février 1840. Cette jeune personne est aujourd'hui à Pétersbourg, sur le point de contracter mariage, et dans une position heureuse. Sa mère m'écrit combien elle est surprise de l'heureux changement survenu dans l'intelligence de cette jeune personne. La musique, la lecture étaient son antipathie, tandis qu'actuellement elle en fait ses occupations favorites, et sa correspondance, en style facile et coulant, contrastant si bien avec celle antécédante, prouve ce que le cerveau a gagné à ce traitement si nécescessaire.

INCONTINENCE PAR IRRITABILITÉ DE VESSIE.

J'ai déjà dit page 10 que, malgré des opinions contraires, il fallait céder aux faits et admettre une incontinence par irritabilité de vessie, rare à la vérité, mais n'en pouvant pas moins exister chez des personnes à fibre irritable et sujettes aux affections rhumatismales; que les symptômes en sont évidents, et j'ai indiqué les signes qui la feront distinguer d'une inflammation de vessie; y revenir ici serait un double emploi.

Les moyens thérapeutiques sont absolument les mêmes que pour une cystite aiguë, et les injections, même émollientes, ne doivent pas être employées; la vessie ne les conserverait pas, si elle les admettait.

INCONTINENCE D'URINE,

SUITE DE RÉTRÉCISSEMENT DU CANAL DE L'URÈTRE.

Ici l'incontinence d'urine n'est véritablement que la conséquence d'un obstacle au cours de l'urine, qui peu à peu s'est organisé dans un ou plusieurs points du canal de l'urètre, à la suite d'une inflammation de ce canal, quelle qu'en ait été la cause. La muqueuse de l'urètre se tuméfie, se boursoufle et reste ainsi souvent longtemps, suivant le degré de susceptibilité des sujets, leurs habitudes, leur genre de vie. Il y a alors seulement un peu de lenteur dans l'arrivée de l'urine et moins de force dans le jet, qui se bifurque ou sort en tire-bouchon. La membrane muqueuse s'épaissit ensuite; cet état maladif se communique aux tissus sous-jacents, qui sont affectés d'une inflammation chronique, se tuméfient à leur tour, puis passent à l'induration et le canal déjà diminué de calibre, le devient journellement davantage. L'urine ne coule bientôt plus que par un petit jet et lentement; ensuite le jet cesse et l'urine ne coule plus que goutte par goutte et avec des efforts que le patient doit chaque jour augmenter, pour ne vider qu'imparfaitement sa vessie, dont le ressort s'épuise chaque jour. Il en résulte donc diminution d'action, dilatation et augmentation partielle de sa capacité, semi-paralysie qui s'étend au sphincter , puis l'incontinence d'urine habituelle diurne et nocturne. (Voy. page 13.)

On conçoit facilement que le traitement local de la vessie malade ne peut avoir lieu qu'autant qu'on aura rétabli le cours facile et libre de l'urine , au moyen d'un traitement convenable pour détruire les obstacles à l'issue des liquides; quand les rétrécissements sont anciens, indurés, calleux, que des nodosités règnent le long de l'urètre, que les tissus sont en partie changés de nature , l'opérateur rencontre à chaque instant de grandes difficultés, et ne parvient qu'avec beaucoup de peine à rétablir le cours interrompu des urines. Il n'entre pas dans le cadre de cette brochure de décrire les procédés opératoires nécessités par ces désordres, ni de publier les nombreuses observations que je possède sur ces maladies, dont les suites sont si souvent funestes : il me suffira de dire que, le plus souvent , la paralysie de la vessie et de son sphincter cesse quand l'urine peut librement s'échapper de son réservoir; que cette fonction se rétablit entièrement chez la plupart des sujets doués encore d'une certaine énergie; que cependant, si la diminution de vitalité de la poche urinaire persistait, il faudrait recourir au traitement local par les injections, soit excitantes, soit balsamiques, comme il a été dit dans les articles précédents.

Je ne puis terminer sans rapporter deux observations pleines d'intérêt de maladie des voies urinaires graves, et qui prouvent à combien de désordres s'exposent les malades qui ne portent aucune attention aux obstacles au libre cours de l'urine.

Première observation. Trois rétrécissements indurés de l'urètre, datant de 18 ans ; spasmes, catarrhe de vessie, incontinence d'urine nocturne et diurne, issue de l'urine goutte à goutte ; constitution détériorée, amaigrie, etc., etc.

Le nommé G..., âgé de cinquante-six ans, petit, maigre et d'un aspect piteux, se présenta [au dispensaire en octobre dernier, venant de Saint-Germain-en-Laye, urinant goutte à goutte, quelquefois à petits jets avec de vives douleurs, ne vidant jamais sa vessie, et tourmenté par une fréquence d'envie d'uriner se répétant chaque demi-heure. Le jour et la nuit surtout, il y a écoulement involontaire goutte à goutte. Ses urines déposent un sédiment muqueux, abondant, adhérent au vase ; il accuse une gêne dans l'émission des urines, datant de dix-huit années ; il déclare avoir été traité, à plusieurs intervalles, de rétention d'urine, d'engorgement dans le trajet du canal, par les sondes, les bougies, les bains, sangsues, etc. On reconnaît un rétrécissement à 4 pouces, qu'on ne peut franchir, et dans lequel une petite bougie conique entre avec peine et y reste serrée avec force. Cautérisation ; au huitième jour, nouvelles tentatives inutiles, la bougie pénètre 6 lignes plus loin. Deuxième caurisation avec un porte-caustique du plus petit diamètre ; le malade revient huit jours après, on pénètre à 5 pouces avec une sonde métallique du plus petit calibre, et à 6 avec la bougie conique, toujours fortement serrée dans le canal. Après la troisième application du caustique, on pénétra à 5 pouces 1/2 avec la sonde, et à 7 avec la bougie. Enfin, après plusieurs tentatives faites avec patience, on parvient chaque fois plus avant, puis à la vessie avec la petite sonde en argent à travers un canal rugueux, et on évacua un litre d'urine de la vessie, qu'on sentait depuis longtemps distendue au-dessus du pubis. L'urine est bourbeuse et ammoniacale ; on employa simultanément la pommade belladonisée, les frictions au périnée avec l'hydriodate de potasse, le bi-carbonate de soude, quelques purgatifs, etc. A dater de ce moment, chaque six ou huit jours on pénètre dans la vessie avec une sonde d'un calibre peu à peu plus volumineux, et on fait des injections dans ce viscère. Les douleurs en urinant cessent, et il n'y a plus d'incontinence ; la fréquence diminue peu à peu, les nuits sont bonnes, et le catarrhe diminue également d'intensité ; les urines ne sont plus ammoniacales. Au 18 mars, c'est-à-dire après cinq mois et demi de traitement, le canal admet la sonde Mayor, nº 1 ; le malade, en voie de guérison, ne venait de Saint-Germain que chaque huit jours, et, sans ce long intervalle entre chaque application des sondes, il eût été rétabli beaucoup plus vite. Cet homme a retrouvé le sommeil, l'appétit, la force et la gaîté, et sa physionomie actuelle contraste avec celle qu'il présentait au début de son traitement.

Malgré l'ancienneté de la maladie du canal et de la vessie, il n'a fallu employer aucun moyen actif en injection, pour donner à ce dernier organe l'énergie qu'on aurait pu croire, avec raison, complétement éteinte.

DEUXIÈME OBSERVATION. Soixante-cinq ans ; affaiblissement des
membres inférieurs, suite d'une attaque d'apoplexie ; jet d'urine petit et en tire-bouchon, urine trouble, muqueuse, odorante; fréquence
des besoins d'uriner ; crevasse de l'urètre, abcès énorme dans les
bourses, le périnée et le tissu graisseux sus-pubien ; escarres, danger de mort, guérison.

M. J...., rentier aux Batignolles, âgé de soixante-cinq
ans, à la suite d'une attaque d'apoplexie, avait éprouvé
un affaiblissement dans les membres inférieurs, et certaines
difficultés dans l'émission des urines, qui existaient déjà
depuis longtemps (quinze années environ), avaient augmenté. Il remarquait, depuis quelque temps, que le jet diminuait; qu'il était obligé de satisfaire le besoin d'uriner
plus fréquemment ; que les urines, devenues peu à peu
épaisses, adhérentes au vase, prenaient chaque jour une
odeur plus forte et désagréable. Malgré les observations
de son médecin, M. Meurdefroy, qui l'engageait à se faire
traiter pour ne pas laisser aggraver sa position, il n'y porta
aucune attention, et ce ne fut que lorsque de grands désordres étaient survenus que je fus appelé.

État du malade à ma première visite. Urines difficiles et
douloureuses, bourbeuses, ammoniacales et fétides, ne sortant que par regorgement ; embonpoint remarquable ; les
bourses sont distendues et noirâtres, ainsi que le périnée,
qui offre une fluctuation profonde ; verge petite et à peine
sensible. État fébrile, soif ; moral en bon état. Le malade
redoute le cathétérisme, et est d'une pusillanimité extrême.
Impossibilité de passer une sonde, même de petit calibre,
au delà de trois pouces. Je fais remarquer à son médecin la
gravité de la position par un abcès urineux, envahissant

le périnée, les bourses et les régions profondes. Un bistouri est plongé, et, par une assez large ouverture faite au périnée, s'échappent un pus infect et une grande quantité de flocons de tissu cellulaire en mortification. En peu de temps les bourses se vident ainsi que les parties environnantes. En explorant la région pubienne, je reconnais un autre abcès occupant toute cette région jusqu'à la racine de la verge. On remet au soir à décider le parti à prendre, malgré mon insistance pour ne pas temporiser. Des compresses d'eau fraîche aiguisée de muriate d'ammoniac sont appliquées sur les bourses. Le soir, l'abcès est ouvert avec le bistouri, et laisse échapper une grande quantité de pus de meilleure qualité, ce qui fit penser que le premier abcès existait déjà depuis longtemps, et que le second s'était développé par continuation d'inflammation. Le malade, dont la sensibilité dans toutes ces parties était amortie, n'avait souffert que modérément pendant le développement de ces grands désordres.

Le lendemain, des stylets passés dans les deux ouvertures communiquaient ensemble au-dessous des bourses, des deux côtés de la racine de la verge, dégarnie au loin de tissu cellulaire. Les stylets parcouraient de haut en bas environ 4 à 5 pouces d'une excavation énorme. Ce décollement si considérable me fit craindre le sphacèle total du scrotum et une grande suppuration. L'urine sortait en partie par la verge et par la plaie inférieure.

A mon grand étonnement, il n'y eut qu'une petite escarre sur le scrotum ; les parties se détergèrent très-vite, et, le quatrième jour, la plaie supérieure tendait à la cicatrisation, tandis que l'inférieure ne donnait plus qu'un pus de bonne nature et en petite quantité. Je fus assez heureux pour introduire une petite sonde en caoutchouc jusque dans la vessie, où je la fixai. En un mois je parvins, en augmentant le volume des sondes, à introduire la sonde Mayor, nº 1. Les plaies étaient entièrement cicatrisées. Le malade, si poltron au début de l'introduction des sondes, actuellement aguerri avec cet instrument si formidable pour lui, les passait lui-même ; et, après deux mois, il était radicalement guéri, et se servait de la sonde Mayor, nº 2, son canal, naturellement étroit, n'admettant pas davantage.

MOYENS MÉCANIQUES

EMPLOYÉS CONTRE L'INCONTINENCE D'URINE.

Chez les vieillards on ne réussit pas toujours à faire disparaître l'incontinence d'urine. L'énergie vitale de la vessie détruite, celle du sphincter abolie, soit par l'effet de l'âge, soit par l'abus de l'usage des organes génitaux , soit par des excès de tous genres, ne laissent plus à la médecine aucune ressource, et les moyens employés ne peuvent plus agir efficacement sur cette poche devenue presque inerte. D'autres fois, l'hypertrophie ou la maladie de la prostate sont des obstacles invincibles à la guérison.

Chez les adultes et dans l'âge du retour, on trouve une certaine classe de malades timorés, pusillanimes, sans énergie morale, qui préfèrent vivre avec leur infirmité que d'employer les moyens propres à les en débarrasser. Il y en a qui ont le cathétérisme en horreur et ne peuvent se résoudre à en faire usage;

d'autres qui, ayant été sondés par une main inha-
bile et maladroite, ne veulent plus s'exposer à de
nouvelles tentatives.

L'art a cherché encore à venir au secours de ces
malheureux, et alléger autant que possible les tristes
résultats de ces désordres irréparables, tels que l'é-
coulement continuel de l'urine , les excoriations au
scrotum et à son pourtour, l'odeur infecte que les
habillements macérés d'urine exhalent constamment , la séquestration de la société par le dégoût
qu'inspirent ces pauvres victimes des misères hu-
maines, etc., etc. On a donc inventé divers moyens
mécaniques pour obvier , autant que possible, à
l'écoulement permanent de l'urine.

BOUTEILLES.

Parmi les premiers figurent des espèces de bou-
teilles suspendues par des liens et ceintures autour
du corps, et dont la première invention est due à
Foville et à Pickel. On en a façonnées en ferblanc,
en cuir bouilli vernissé, en caoutchouc; on en a
varié la grandeur, la forme, pour les rendre utiles et
commodes autant le jour que la nuit. Au milieu des
imperfections difficiles à faire disparaître , on est
cependant parvenu à obtenir une assez grande per-
fection dans la fabrication de ces espèces de bou-
teilles; on a fait disparaître les métaux et tissus peu
malléables, tels que le fer blanc, le cuir bouilli, etc.,

pour les remplacer par des poches molles , élastiques, légères , n'occupant qu'un petit volume, et
pouvant être portées le jour dans un pantalon large,
sans être aperçues. Les appareils les plus commodes que j'ai vus et fait employer , sont ceux de
M. Bouis, bandagiste expert et habile (passage Col-
bert), qui a atteint, autant que possible, la perfec-
tion en ce genre. Ils peuvent se porter la nuit et sont
confectionnés de manière que l'urine séjourne dans
l'instrument, sans jamais se répandre ; cet avantage
est obtenu par une espèce de gouleau en corne, dans
laquelle le pénis est engagé, et, quand l'appareil est
convenablement fixé autour du corps, par la ceinture
et le suspensoir, il est difficile, quelle que soit la position prise par le malade dans le lit, que l'urine puisse
s'épancher au dehors de la poche très-molle et élas-
tique, qui, par sa légèreté et sa mobilité, se prête à
tous les mouvement que l'on peut exécuter pendant
la nuit.

Jusqu'à présent les services rendus dans ce genre
n'avaient été utiles qu'aux hommes ; on conçoit facilement que la conformation de leurs parties génitales
prêtait singulièrement à la confection des appareils
et facilitait leur application autour du bassin ; mais
les femmes qui se trouvaient atteintes de cette malheureuse et dégoûtante infirmité, étaient privées de
ces mécanismes ingénieux et n'avaient pour toute
ressource, le jour, que des garnitures en linge qu'il
fallait changer fréquemment, pour éviter les exco-

riations et l'infection, et la nuit que des paillassons, des toiles cirées, des éponges ou des serviettes.

M. Bouis vient d'adapter aux mêmes poches légères et élastiques, un appareil en métal non oxydable, qui s'applique exactement aux parties extérieures de la génération de la femme, les embrasse exactement et évite, pour le jour comme pour la nuit, les grands inconvénients d'un écoulement continuel d'urine et leurs détestables suites. C'est réellement un service rendu aux personnes des deux sexes, victimes de cette cruelle infirmité.

SACS ET ÉPONGES.

On a aussi imaginé de petits sacs en taffetas gommé, faits en forme de bourses d'église et dans lesquels on place une éponge ou du son. Fixés autour du bassin par une ceinture, la verge est introduite dans l'ouverture froncée de cette espèce de bourse, qui est très-utile en voyage pour les hommes ; ils peuvent de cette manière passer une partie du jour en diligence, sans souffrir de l'incontinence et sans incommoder leurs voisins par une odeur nauséabonde, surtout pendant les voyages d'été.

COMPRESSEURS DE L'URÈTRE.

Avant qu'on ne parvînt à confectionner des espèces d'urinals portatifs et commodes, on avait songé à intercepter et arrêter pendant quelque temps cet écoulement constant d'urine , et Niick est celui qui le premier, à ce qu'il paraît, inventa un compresseur de l'urètre. Cet instrument, formé de deux plaques en acier, mobiles, garnies de peau, maintenues ensemble à une extrémité par une charnière, et de l'autre, rapprochées ou écartées à volonté, par une vis à crémaillère qui les maintient. La verge était placée entre les deux plaques, et comprimée suffisamment pour intercepter le cours de l'urine. Le malade pouvait à volonté serrer ou desserrer l'instrument, vider sa vessie et le replacer. Tout imparfait qu'était cet instrument corrigé par Sœmmering, il n'en rendit pas moins de grands services à un grand nombre de malades.

1° *Compresseur Labat.* M. Labat , ex-médecin du vice-roi d'Égypte et professeur de maladies des voies urinaires, vient, depuis plusieurs années, d'apporter des changements heureux à cet utile instrument , qui consiste également en deux plaques de métal, mais courbées dans leur longueur, et dont la supérieure, échancrée seulement, reçoit la vis sans être traversée par elle, de sorte que, par un seul demi-tour de vis , la branche supérieure est libre et fait instantanément cesser la compression.

Ce compresseur a un avantage réel, celui de ne comprimer la verge que de haut en bas, laissant la circulation libre dans les corps caverneux, et pouvant être desserrée à l'instant même, dans le cas où une érection survenant rendrait sa compression gênante ou douloureuse.

Cet instrument, d'une très-facile application, a servi plusieurs fois seul à M. Labat à guérir des incontinences d'urine nocturnes. La compression exercée par l'instrument est tellement exacte, sans être douloureuse, que l'urine est maintenue dans la vessie et s'y accumule ; sa présence irrite la poche urinaire, et cette excitation vive réveille le malade profondément endormi, qui, à volonté, exclut le liquide contenu, replace ensuite son appareil et continue de se livrer au sommeil avec une parfaite sécurité. En continuant pendant un certain temps l'usage de cet instrument ingénieux, l'habitude se contracte de se réveiller à la même heure. Cette habitude nouvelle en détruit une vicieuse; car le sphincter reprend souvent son énergie , et, chaque nuit, à la même heure, le besoin d'uriner se fait sentir assez vivement, pour réagir sur le cerveau et faire cesser le sommeil. L'incontinence d'urine est donc définitivement enlevée par ce seul moyen.

Mais il ne faudrait pas toujours compter sur le service de ce compresseur pour guérir les écoulements continuels, d'urine ; car il est des vessies inertes qui se laisseraient facilement distendre, sans causer de douleur, et, si on ne surveillait pas exactement l'emploi de cet instrument, on courrait risque de voir de graves désordres se développer.

2° *Compresseur Bouis.* Ce compresseur nouveau

consiste en un anneau de métal aplati et garni de peau, contenant à son intérieur une vis de pression, fixée sur une plaque, qui appuie sur la partie supérieure du pénis. Celui-ci, engagé dans l'anneau, est facilement comprimé à volonté. Ce compresseur doit être tenu suffisamment large, pour que les corps caverneux ne soient pas étranglés, en cas d'érection nocturne. Par sa forme ronde et annulaire, il occupe moins de place que les compresseurs ci-dessus désignés, et peut ainsi être portés plus facilement le jour.

FIN

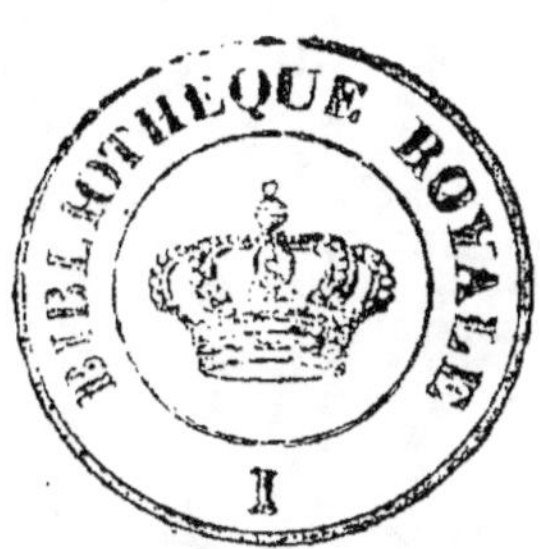

www.ingramcontent.com/pod-product-compliance
Lightning Source LLC
LaVergne TN
LVHW021035050726
842519LV00003B/879